# LES
# MICROBES
DE
# L'EAU DE VICHY

## 2me MÉMOIRE
## (Source Grande-Grille)

NUMÉRATION — DESCRIPTION DES MICROBES
MOYENS PROPOSÉS POUR CONSERVER LA PURETÉ MICROBIENNE DE LA SOURCE
ET DE L'EAU MISE EN BOUTEILLES

PAR

## Le Dr F. PONCET

Chirurgien en Chef de l'Hôtel-Dieu de Vichy
Ancien Professeur et Médecin Chef du Val-de-Grâce,
Membre Honoraire de la Société de Chirurgie,
de la Société de Biologie.

*Mémoires honorés de la Médaille d'Argent à l'Académie de Médecine*
*(Eaux minérales — 1889-1890).*

PARIS
J.-B. BAILLIÈRE ET FILS, LIBRAIRES-ÉDITEURS
Rue Hautefeuille, 19, près du Boulevard Saint-Germain.

1891

# LES

# MICROBES

D E

# L'EAU DE VICHY

# LES
# MICROBES
### DE
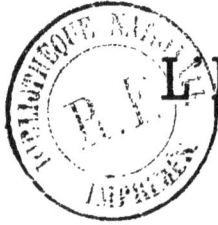
# L'EAU DE VICHY

## 2me MÉMOIRE

# (Source Grande-Grille)

NUMÉRATION — DESCRIPTION DES MICROBES
MOYENS PROPOSÉS POUR CONSERVER LA PURETÉ MICROBIENNE DE LA SOURCE
ET DE L'EAU MISE EN BOUTEILLES

PAR

## Le Dr F. PONCET

Chirurgien en Chef de l'Hôtel-Dieu de Vichy
Ancien Professeur et Médecin Chef du Val-de-Grâce
Membre Honoraire de la Société de Chirurgie,
de la Société de Biologie.

*Mémoires honorés de la Médaille d'Argent à l'Académie de Médecine*
*(Eaux minérales — 1889-1890).*

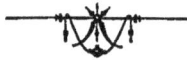

## PARIS

J.-B. BAILLIÈRE ET FILS, LIBRAIRES-ÉDITEURS
Rue Hautefeuille, 19, près du Boulevard Saint-Germain.

1891

# PRÉFACE

Le mémoire que nous publions aujourd'hui sur les Microbes de la Grande-Grille a été précédé, en 1889, d'une communication à la Société de Biologie et à l'Académie de Médecine sur les Germes de l'Eau de l'Hôpital. Nous avons l'intention d'étendre ces recherches aux autres Sources de Vichy et de Saint-Yorre.

Sans rien préjuger de ces travaux ultérieurs, nous pouvons dire que les deux premiers mémoires nous ont déjà permis d'établir des propositions pratiques d'une importance capitale pour l'avenir des Sources.

Assurément, les réformes demandées ne seront pas réalisées de suite. Trop de questions vitales occupent en ce moment les esprits à Vichy. Mais ces mesures réclamées ont le temps et la vérité pour elles. Il nous suffit aujourd'hui d'inscrire l'Aseptie des Fontaines et des Eaux minérales en Bouteilles, au programme des Compagnies et de l'Etat. Tôt ou tard, nous verrons s'accomplir ce desideratum.

Vichy, le 20 Février 1891.

Dᴿ F. PONCET.

# RECHERCHES

SUR LES

# MICROBES DE L'EAU DE VICHY

―――――・o・―――――

## EAU DE LA GRANDE-GRILLE

Les thermes de Vichy étaient connus des Romains ; car si les textes ne le prouvent pas d'une façon indiscutable, les poteries, les statuettes, les vases trouvés dans les fouilles de Vichy, dans l'amphitéâtre du Sichon (1), sont des témoins encore nombreux, bien conservés et irrécusables. Les poètes de la décadence nous ont appris combien la goutte était fréquente à Rome ; nous pensons que, déjà à cette époque, les eaux de Vichy avaient la réputation de guérir le tophus. Nous en avons pour preuve une petite statuette représentant un podagre sortant du bain, tenant encore son verre, un pied gonflé et la main garnie de concrétions articulaires. Ce petit bronze trouvé à Vichy, dans les thermes romains, en dit plus sur l'emploi des eaux à cette époque que tous les textes interprétés.

La Grande-Grille était déjà, dans ces temps reculés, la source chaude abondante, à détonations sourdes et profondes que nous possédons aujourd'hui. Mais il nous faut descendre jusqu'au xviiᵉ siècle pour trouver les médecins qui surent apprécier et décrire véritablement les usages de cette eau. Parmi eux, Fouet, Desbrest (2) et chacun dans un livre désormais immortel, ont exposé magistralement les vertus, les effets, les dangers de ces sources. Depuis ces hommes illustres, dont la mémoire vit encore parmi nous, tous les médecins attentifs à suivre sur place l'action de cette

―――――――――――

(1) Petite rivière côtoyant le nord de Vichy.

(2) Voir la *Bibliographie de Vichy,* par Grellety, et l'ouvrage de Mallat : *Vichy à travers les Siècles* (1891).

eau médicale ont apporté successivement leur tribut à la connaissance parfaite de sa puissance thérapeutique.

Mais il reste toujours à apprendre en médecine ; la science s'oriente sur des idées sans cesse nouvelles ; elle découvre des horizons inconnus des anciens. Aujourd'hui nous désirons ajouter à l'œuvre de nos prédécesseurs la modeste contribution de recherches faites sur l'état microbien des eaux de Vichy, sujet à peine indiqué, encombré déjà d'une grosse erreur, mais riche peut-être en déductions utiles pour la conservation et l'usage de la Grande-Grille.

## POSITION DE LA GRANDE-GRILLE

La Grande-Grille, la reine des sources bicarbonatées sodiques chaudes du monde entier, est placée à Vichy à l'angle nord-est de l'ancien bâtiment des bains, sous une galerie fermée, au centre de laquelle existe une autre source, le puits Chomel, et à l'autre extrémité ouest, la source des Dames.

Cette position actuelle de la Grande-Grille doit immédiatement nous préoccuper : en effet, dans cette galerie couverte, la source jaillit d'une vasque placée en contre-bas ; de telle sorte que l'eau lancée par les détonations souterraines arrive juste au ras du sol et au niveau de la poussière soulevée par les pieds des buveurs. Malgré les soins pris, il y a quelques années, pour dégager les abords de la Grande-Grille, l'accès en reste difficile pendant la saison, au milieu des angles, des recoins formés par les murs voisins. Et alors, si nous examinons les anciennes estampes représentant cette partie de Vichy, si nous relisons les anciennes descriptions, nous sommes pris d'un regret sur les minimes protections accordées aujourd'hui à cette source, la plus précieuse de France.

Desbrest écrivait en 1778 : « La Grande-Grille est située à » l'extrémité orientale des bâtiments du roi et hors de son enceinte. » Elle est recouverte d'un grillage de fer, à l'abri sous un grand » pavillon soutenu par 6 colonnes de pierre. C'est la grande piscine » des buveurs. »

Sur les anciennes estampes (1) représentant les bains de Vichy,

---

(1) Rauch et Nyon, 1827.

le pavillon de la Grande-Grille paraît isolé du bâtiment des bains ; mais il fut bientôt entouré de maisons voisines à construction légère. Ce pavillon donne l'apparence d'un bâtiment séparé, ouvert par ses quatre faces, entre colonnes et accessible de tout côté. A une époque plus voisine de nous, sur les lithographies de Lihnert, la face Est du pavillon est déjà réunie au bâtiment des bains. Ce fut une idée bien regrettable que cette adjonction de la source à l'établissement balnéaire ; elle allait arrêter à tout jamais la protection nécessaire à notre eau minérale, et le dégagement du puits se heurtait pour toujours à l'alignement des rues voisines.

Mais la modification la plus grande et la plus appréciable surtout aujourd'hui, c'est l'abaissement du niveau de la Grande-Grille. Jadis elle dominait le sol ; elle atteint maintenant le niveau du bitume, et la vasque a dû être creusée en contre-bas pour permettre de puiser plus facilement les verres à remplir.

Il est de notoriété publique que cet abaissement de la Grande-Grille a suivi des tentatives de fusion faites dans les différents griffons souterrains d'eau minérale. On dit que M. l'ingénieur François, au temps du second Empire, fit jouer la dynamite dans le sol des sources, et qu'une d'elles, arrêtée subitement, vint jaillir ensuite, à 12 mètres plus au nord, dans la salle à manger d'un hôtel. La source fut retrouvée, mais un changement de niveau s'était produit dans les puits minéraux. La Grande-Grille n'a rien perdu de ses qualités ; elle bouillonne avec tapage et détonations profondes ; elle est toujours aussi chaude, mais elle s'élève moins haut que jadis ; en outre, elle n'est plus sous un pavillon isolé, ni recouverte par une grille.

## ANCIENNES SOURCES

L'état premier des terrains donnant issue aux sources de Vichy mérite un souvenir ; le puits de la Petite-Grille (bien mieux nommé ainsi qu'en portant le nom d'un plagiaire) était adossé au nord de la maison du Roi. Ce puits Chomel portait aussi un pavillon. Aujourd'hui, ledit puits est placé à trois mètres sous le sol, dans les couloirs souterrains où passe le réseau tubulaire des sources, allant à l'embouteillage.

La source la plus importante était le Grand Puits Carré (44° de

température et 172 mètres cubes de débit). « C'était la source la
» plus abondante, la plus riche par son volume, son impétuosité,
» sa chaleur et sa magnificence naturelle » (1). Enfin, le Petit Puits
Carré, formant une piscine de 4 mètres 60 sur 1 mètre 65, était
situé à 7 pieds de la Petite-Grille.

Quand on descend dans les couloirs souterrains, placés entre la
galerie de la Grande-Grille et l'établissement de la ferme, on peut
se rendre compte de la conformation ancienne de ces sources, qui
toutes : la Grande-Grille, le Petit Puits, le Grand Puits Carré, don-
naient à ciel ouvert, et en immense quantité, une eau bouillonnante,
chaude, tumultueuse et fumante.

Ce devait être un spectacle assez étonnant, et des sources aussi
extraordinaires dans notre pays ne pouvaient pas rester ignorées
des différentes races qui ont traversé ces régions.

Maintenant, tout est plus calme, plus correct, mieux aligné et
symétrique. Les sources existent, mais elles sont cachées dans les
profondeurs des souterrains, amenées par des conduites silencieuses
au point où elles sont utilisées pour les bains.

La Petite-Grille (Chomel) qui bouillonne au bas d'un escalier,
est surmontée en partie d'une carapace métallique qui doit recueillir
le gaz carbonique. Les Puits-Carrés donnent l'eau des bains et ne
sont pas connus du public. La source de Mesdames, à l'angle
Ouest de la galerie, vient de la route de Cusset par une conduite
de 2,000 mètres. En résumé, l'accommodation des sources naturelles
et si puissantes de Vichy, par les ingénieurs, avec toutes les constructions souterraines, toutes les conduites métalliques et l'agence-
ment de pompes au cambouis, a pu résoudre une question d'utilisa-
tion impérative à l'époque où elle était réalisée. Mais les procédés usités n'avaient pas souci du respect des eaux ; celles-ci ont
été traitées par des procédés barbares. La malpropreté bacté-
rienne est le vice dont sont entachés fatalement tous ces aména-
gements mécaniques.

L'ingénieur était autrefois ignorant des choses médicales ; il a
manœuvré pour des eaux thermales comme il l'eût fait pour la
première canalisation venue d'une eau banale et non thérapeutique. Mais, aujourd'hui, nous avons le devoir de reviser ces pro-

(1) Desbrest.

cédés et de rendre aux sources médicales, précieusement conservées, leur pureté et leur intégrité naturelles.

## INCONVÉNIENTS DE LA SITUATION ACTUELLE

Revenons à la Grande-Grille. Il suffit d'avoir vu, au moment de la saison, en juillet, les malades se presser matin et soir, dans cette galerie voûtée, pour comprendre les desiderata à signaler. L'affluence est telle, dans cette promenade fermée ; l'air est si mélangé de poussières, de gaz de la source, de vapeur d'eau, d'odeurs humaines des 8 à 10,000 personnes qui la visitent deux fois par jour, que le malade, pris d'angoisses pulmonaires, se hâte de demander son verre d'eau et de sortir d'un milieu peu respirable, heureux quand il échappe aux pisteurs et aux pickpurses.

Malgré les efforts tentés pour rendre, dans ces dernières années, la Grande-Grille abordable ; malgré le sacrifice de quelques cabinets de bains, à son périmètre, la vérité éclate encore aux yeux de tous. L'accès de la source est trop difficile, l'espace trop restreint autour de la vasque ; l'air pur manque aux malades. Nous ajouterons que l'eau minérale est souillée par la poussière soulevée dans cette galerie. Or, comme le nombre des buveurs (il faut s'en réjouir) augmente chaque année, les desiderata signalés s'imposent à courte échéance. Quels que soient les moyens nécessaires, quelles que soient les conséquences de cette modification, dans l'abord et les alentours de la source, nous posons en principe que *la Grande-Grille doit être isolée et pourvue d'un large périmètre pour les buveurs.*

Pourquoi cette réclamation ? Un peu pour les buveurs qui s'y trouveront mieux, et surtout pour protéger l'eau minérale. Elle doit être d'une pureté absolue, comme au moment où elle sort du griffon. Or, la poussière soulevée par les 50,000 personnes qui s'y promènent vient s'abattre dans la source et réalise un ensemencement quotidien, permanent, de germes qui peuvent être pathogènes. Ces germes trouvent dans l'eau tiède et tranquille de la vasque, où les verres sont, dit-on, nettoyés, les meilleures conditions de multiplication rapide.

Nous n'avons voulu que justifier tout d'abord les desiderata signalés dans l'état actuel de la source, mais la question est trop importante pour ne pas être reprise à fond, dans ses détails ; ces quelques mots feront saisir le motif et l'utilité de nos recherches microbiologiques. La question que nous soulevons est en réalité celle de *la contamination de l'eau de la Grande-Grille par la disposition actuelle de la source,* contamination qui s'exerce soit *à la margelle du puits,* où l'eau est bue, soit à *la mise en bouteilles.* Cette contamination est due à la présence des microbes ; nous entreprendrons de les compter et de les décrire.

EAU DE LA SOURCE. — L'eau de la source doit être étudiée en deux points : 1º dans la vasque inférieure qui reçoit le trop-plein de la source, lequel s'écoule peu à peu dans un tube sous le sol ; 2º au centre du griffon de la source, au point où l'eau chaude jaillit, sortant à l'instant des profondeurs de la terre.

EAU DE LA VASQUE. — Cette eau qui s'écoule comme trop-plein du puits, s'épanche sur les bords de la vasque, y forme des incrustations calcaires, accumulées en forme de stalactites et tombe dans le deuxième bassin où elle est employée à laver les verres des buveurs. Elle dépose en outre une poussière, couleur oxyde de fer, prompte à couvrir les objets qu'elle touche ; elle est encore tiède, très limpide et stagnante ; son goût reste bien, malgré tout, celui du griffon.

Pour l'examiner nous nous sommes servi du microscope et des méthodes d'ensemencement. Le microscope, qui ne donne pas en général de résultats pour l'examen direct de l'eau du griffon, fournit dans ce cas des préparations intéressantes. Pour ces examens, nous avons gratté la couche de carbonates recouverte de dépôts de rouille et nous avons mélangé cette matière à l'eau minérale de la vasque, persuadé que les microbes se trouvaient dans ces dépôts.

La préparation se fait directement en laissant évaporer une ou deux gouttes d'eau sur le porte-objet. Coloration en bleu de gentiane. Alcool absolu. Baume. Il faut avoir soin de mettre un peu plus de baume pour niveler les cristallisations. La préparation faite au mois de mars et dessinée contient des concrétions ferrugineuses, des cristaux incolores de carbonate de chaux et comme microbes : une grande quantité de micrococques et de diplocoques répandus dans tout le champ visuel. Nous notons encore deux ou trois filaments, dont deux sont insérés sur des concrétions couleur ocre ; l'un d'eux est dichotomique. (Voy. P. II, n° 10).

Une goutte de cette eau ensemencée a donné très rapidement des colonies dissolvantes de la gélatine et formant un liquide blanchâtre. En 48 heures, un centimètre du tube de gélatine était dissous par une goutte de cette eau de la vasque (Grande-Grille).

Nous avons alors réexaminé au microscope le liquide gélatineux blanchâtre, produit par la fluidification de la gélatine qui avait reçu une goutte d'eau. Cette préparation contient :

1° Des microcoques très fins, ou formant des amas en réseau irrégulier ; quelques-uns de ces microcoques ont la disposition tétraédrique cubique des sarcines ;

2° De gros microcoques, diplocoques, le plus souvent ayant, à un faible grossissement, l'apparence de bacilles ovoïdes et très courts. L'objectif à immersion les décompose aisément en deux cocci accolés ;

3° Des bacilles de toutes dimensions, depuis la longueur de deux microcoques jusqu'à la formation en filaments. Avec l'objectif à immersion, ces filaments se décomposent quelquefois en séries de cocci, réunis dans une gaîne commune, moins colorée. Ces longs bacilles constituent des filaments très fins, formant une intrication, en masse irrégulière, semée de microcoques et diplocoques.

L'évolution de cette goutte d'eau ensemencée a été très rapide et curieuse à suivre sur la gélatine. L'examen direct n'avait fourni sur le porte-objet que des microcoques abondants et deux à trois filaments. Dans le liquide de culture, ces filaments deviennent nombreux et se groupent en masses. Nous avons attendu encore quinze jours pour suivre les dernières phases de ces filaments, partis du bacille en diplococcus. La culture portait alors un opercule épais, gris sale à la surface. Or cet opercule examiné contenait toute la série des cocci, diplococci et bacilles. Ces derniers offraient encore les zooglées, intriquées, mélangées de cocci.

Nous aurons à étudier plus loin ces différentes phases d'évolution du coccus au bacille et du bacille au filament ; c'est un fait favorable à la théorie de la transformation des éléments, soutenue en

Allemagne par Zopf (1), et peut-être avons-nous sous les yeux le microbe même qu'a étudié l'auteur allemand.

Un autre examen de l'eau de la vasque, fait à une époque différente, nous a donné des microbes d'une évolution plus avancée. L'eau avait été prise en novembre et par une température assez élevée : traitée directement sur le porte-objet, elle a donné une préparation contenant : (Voy. Pl. III).

1º Des microcoques petits, fins, disposés quelquefois en séries cubiques des sarcines. (Nº 5).

2º Des microcoques beaucoup plus gros, en colonies, sans disposition cubique. (Nº 1).

3º Des microcoques petits, voisins et mélangés, presque en nombre égal, à des *bacilles* très petits et de la longueur de deux microcoques soudés bout à bout ; diplocoques. Quelquefois l'immersion ne laisse pas reconnaître la soudure des deux cocci : le bacille petit est parfait. Ce petit bacille joue un rôle considérable dans l'état microbien de la Grande-Grille. (Nº 1').

4º De très gros germes, soit en amas, soit en séries linéaires. Ils n'ont pas de structure apparente et retiennent fortement la teinture. Leur volume semble les rapprocher des spores des mucedinées, des graines de penicillum. (Nº 2).

5º Les éléments les plus importants, constatés dans cette préparation au milieu des grains bruns de carbonate calcaire ferrugineux, sont de *longs filaments très fins,* homogènes, sans divisions apparentes, sans granulations visibles, d'une égalité constante de diamètre, soit à la base, soit à l'extrémité. (P. III). Ils sont souvent implantés sur des particules cristallisées, comme un corail : ils forment alors des arborescences dichotomiques. Libres, détachés, ils s'entrelacent sur eux-mêmes ou forment des intrications larges. Quelques-uns de ces filaments s'enroulent en spirale. Ils appartiennent à la classe des Crenothrix et se rattachent à ces formes si communes dans toutes les eaux ferrugineuses. Ces filaments ont été considérés comme une véritable peste des eaux potables par Vries, qui les a trouvés sur les parcelles d'oxyde dans les eaux de Rotterdam et de Berlin (2).

---

(1) ZOPF. — *Zur morphologie der Spaltpflanzen,* 1882.

(2) H. DE VRIES. — *Die pflanzen und Thiere der Rotterdamer wasserleitung.*

6° De gros filaments dix ou quinze fois plus gros que les précédents (N° 4) articulés et donnant par séparation des branches latérales, plus fines, quelquefois aussi dichotomiques. Une de ces branches sur la préparation portait à ses extrémités la division multiple, en pinceau, spéciale au penicillum. Les grosses spores de ces préparations sont très probablement la fructification du penicillum.

Voilà ce que contient *en Novembre*, l'eau en repos de la vasque, à la Grande-Grille. Cette préparation est bien différente de sa congénère, faite en Mars. Assurément cette dernière contient tous les éléments de la première, mais à un degré d'évolution beaucoup plus avancé. Le réseau des petits filaments avec ses ramifications, semblerait un appui aux théories qui veulent voir, dans les formes différentes des microphytes, la même espèce à des phases successives. C'est plutôt là une question de théorie botanique que nous devons laisser de côté. Ce que nous devons contrôler, c'est la présence dans cette eau, formant trop-plein de la source de la Grande-Grille, d'une quantité innombrable de germes, d'une quantité telle qu'une goutte amène la fusion d'un centimètre de gélatine en deux jours et cette goutte, nous le disons une fois pour toutes, est de 0 gr. 037 ou de 27 au gramme. La numération des germes de cette eau, pour être faite, demanderait la dilution dans de nombreux flacons et la pratique des méthodes de Miquel.

EAU DU GRIFFON. — Passons à l'étude de l'eau de la Grande-Grille, au griffon. Elle doit être prise au centre même du puits, avec les précautions voulues, dans un flacon lavé et chauffé à 120° ainsi que le bouchon. L'eau récoltée sera ensemencée ou examinée dans les minutes qui suivent la prise.

EXAMEN DIRECT. — Il ne donne rien, sinon des arborisations minérales quand l'eau a été évaporée lentement, des cristaux, un microbe, par ci par là, facile à confondre avec un fragment de cristal mal lavé. Mais rien de sûr, rien d'appréciable. Méthode à rejeter, comme nous l'avons déjà dit il y a un an pour la source de l'Hôpital.

Alors nous arrivons à l'ensemencement qui nous permettra de compter les microbes et d'étudier leur nature, au microscope, dans les colonies nées sur gélatine ou dans les bouillons nutritifs.

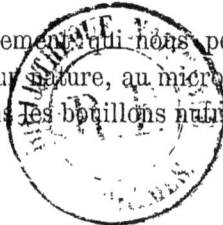

# NUMÉRATION DES MICROBES DE L'EAU
## DE LA GRANDE-GRILLE

Notre mode de numération est adapté, il faut bien le dire, à la très minime quantité de microbes renfermés dans cette eau. Au lieu de diluer l'eau à examiner, dans une grande quantité d'eau stérilisée et d'ensemencer avec ce liquide, en usant des procédés d'évaluation habituels, nous agissons directement et simplement avec une goutte d'eau mise sur gélatine ou incorporée, quand celle-ci est fondue à une douce chaleur.

Cette méthode très simple, très précise nous permet, après quatre à cinq jours, de compter les colonies ayant germé et dès le huitième jour de savoir, d'une façon suffisamment exacte, *combien de germes sont contenus dans une goutte dont nous connaissons le volume.*

Dans ces expériences, la gélatine ensemencée montre peu à peu, sur les bords ou dans les couches superficielles, des petits points blancs qui grossissent et prennent la forme d'une lentille. Les uns restent solides, les autres se transforment en une vésicule. Ceux qui donnent des vésicules, dans notre cas tout particulier de la Grande-Grille, sont bientôt assez grands pour laisser reconnaître une masse blanche fluide, horizontale dans la vésicule même ; (V. Pl. IV, tube n° 5) le microbe fluidifiant ronge rapidement la gélatine et fournit toujours un liquide blanchâtre qui se répand dans toute la surface. (Pl. IV, tube n° 1).

Les colonies solides lenticulaires sont blanches, d'un diamètre d'un à deux millimètres, n'acquérant celui de huit à neuf millimètres qu'après deux mois. (Tube n° 3). Elles sont d'un blanc plus ou moins mat ; les unes débutent par un petit grain vernissé, brillant, transparent qui s'allonge peu à peu par bourgeons partant de la lentille première. (Tube n° 2') (1). Les autres sont d'un ton rosé. Celles-ci sont fluorescentes, opalescentes à la lumière de la lampe. A chaque colonie d'aspect varié, nous avons pu apposer la préparation micrographique correspondante, et nous les décrirons toutes deux en leur temps.

---

(1) Culture produite soit par l'eau de la source, soit par l'eau de l'Allier.

Les gélatines peptonisées en surface oblique donnent aussi d'excellents résultats pour cette étude. Les germes sont peu nombreux, les colonies sont aisées à compter, à distinguer, sauf la variété liquéfiante qui arrête tout, et malheureusement ce microbe est très abondant dans toutes les eaux de Vichy.

Les bouillons ensemencés sont très sensibles et, en 24 heures, donnent déjà des tubes louches ; après 36 heures, la poussière des germes tourbillonne à la lampe dans le liquide. Ici, encore, les espèces sont si peu nombreuses dans une goutte qu'on a souvent la chance, avec cette goutte, de réaliser une culture pure et des préparations micrographiques excellentes.

Voici une partie des expériences qui ont servi à la numération des microbes de l'eau de la Grande-Grille ; nous avons choisi les séries où les résultats étaient les plus précis, grâce à la pureté de la gélatine et à sa transparence. La numération par les bouillons, d'après la méthode de Miquel, exige une quantité telle de tubes et d'expériences qu'elle est, dans le cas qui nous occupe, assurément plus compliquée et moins sûre que la numération directe dans la gélatine.

Nous avons souvent conservé nos tubes plusieurs mois, et le nombre des colonies n'a pas changé ; après 15 jours l'ensemencement a produit ses effets. Du reste, nous ajouterons toujours des témoins et des expériences de contrôle.

EXPÉRIENCE I. — Le 11 décembre 1889, cinq tubes de bouillon gélatineux, légèrement chauffés, sont ensemencés avec 3 gouttes d'eau de la Grande-Grille ; chaque goutte, nous l'avons dit, pèse $0^{gr.}037$ ; elles sont de 27 au gramme. *Le 22, deux colonies seulement ont paru pour les 5 tubes.* Il n'en est pas survenu plus tard. Pour contrôler la sensibilité de la gélatine, nous insérons sur un tube vierge un fragment à peine visible de peau de raisin noir, conservé pendu. Au bout de 4 jours, la gelée était remplie de larmes de germes, descendant dans le tube en quantité innombrable.

Ainsi : 15 gouttes ont donné 2 colonies
ou $0^{gr.}555$    —    2 colonies.

EXPÉRIENCE II. — Le 23 décembre, 12 tubes de bouillon sont ensemencés à 3 gouttes — 6 tubes gélatine oblique, inoculés à 3 gouttes — 6 tubes gélatine ensemencés par mélange, après fusion légère, à 3 gouttes également.

Dès le 26, les tubes obliques montrent des élevures transparentes comme un frai de grenouille. Le 27, sur 12 bouillons, 10 sont troubles. En agitant devant la lampe, on voit une poussière fine tourbillonner dans le liquide louche.

Les tubes de gélatine à surface oblique ont fourni :

| | | |
|---|---|---|
| 1 tube : 2 colonies. | ‖ | 1 tube : 0 colonies. |
| 1 — 1 — | ‖ | 1 — 1 — |
| 1 — 0 — | ‖ | 1 — 0 — |

Soit 6 tubes : 4 colonies ou 18 gouttes, et 0 $^{gr.}$ 616 pour 4 colonies.

Les tubes inoculés par mélange ont donné :

| | | |
|---|---|---|
| 1 tube : 0 colonies. | ‖ | 1 tube : 1 colonie. |
| 1 — 0 — | ‖ | 1 — 1 — |
| 1 — 0• — | ‖ | 1 — 2 — |

Soit 6 tubes pour 4 colonies ou encore 18 gouttes 6 colonies.

———

EXPÉRIENCE III. — Le 17 janvier, 10 tubes de bouillon reçoivent chacun 2 gouttes :

$$\text{Six sont devenus troubles du 19 au 25} \begin{cases} 2 \text{ le 19 janvier.} \\ 1 \text{ le 20 —} \\ 2 \text{ le 24 —} \\ 1 \text{ le 25 —} \end{cases}$$

12 tubes gélatine reçoivent, par fusion, 2 gouttes d'eau de la Grande-Grille ; nous relevons :

| | | |
|---|---|---|
| 1 tube : 1 colonie. | ‖ | 1 tube : 2 colonies. |
| 1 — 0 — | ‖ | 1 — 0 — • |
| 1 — 0 — | ‖ | 1 — 2 — |
| 1 — 1 — | ‖ | 1 — 1 — |
| 1 — 0 — | ‖ | 1 — 1 — |
| 1 — 0 — | ‖ | 1 — 1 — |

Soit 9 colonies et 24 gouttes.

———

EXPÉRIENCE IV. — Le 3 mars, 6 tubes sont inoculés par incorporation à douce chaleur et reçoivent 2 gouttes d'eau de la Grande-

Grille dans la gélatine. Le 14 mars, nous constatons les résultats suivants :

| 1 tube : 0 colonies. | 1 tube : 0 colonies. |
|---|---|
| 1 — 0 — | 1 — 2 — |
| 1 — 1 colonie et 1 Penicillum. | 1 — 0 — |

Soit 6 tubes et 4 colonies

12 gouttes ou 0 gr. 444 ont donné 4 colonies.

Dans cette dernière expérience, pour contrôler la sensibilité de la gélatine, nous avons, le 22 mars, ensemencé un des tubes stériles avec une goutte d'eau de la vasque, reconnue au microscope très riche en micrococoques.

Dans les 24 heures les colonies étaient visibles ; après 48 heures la gélatine entrait en fusion par les colonies vésiculeuses. Elles étaient, du reste, innombrables. Ainsi la gélatine était bonne, et si l'expérience du 3 mars n'a donné que 4 colonies pour 12 gouttes, c'est qu'il n'y avait pas plus de germes.

Nous devons dire ce qu'ont donné les colonies de ce dernier tube de la précédente expérience, ensemencé avec une goutte d'eau de la vasque (Grande-Grille).

Les préparations micrographiques faites avec ces lentilles de germes ou avec les colonies opalescentes blanches étaient composées de diplocoques et de fins micrococoques.

En résumé : Le 11 décembre, 15 gouttes donnent 2 colonies.

| Le 23 | — | { 18 — | 6 — |
|---|---|---|---|
|  |  | { 18 — | 6 — |
| Le 17 janvier, | 24 — | | 9 — |
| Le 3 mars, | 12 — | | 4 — |
| **TOTAL...** | **87 gouttes** | | **27 colonies** |

Les 87 gouttes équivalent à 3 gr. 219 avec 27 colonies, soit 0 gr. 120 contenant 1 colonie. C'est donc une colonie pour 3 gouttes ou 0 gr. 111.

*Les 27 gouttes d'eau de la Grande-Grille ou le gramme contiennent 9 colonies.*

Nous transformons l'expression colonies en celle de germes, bien que la mutation puisse ne pas toujours être juste. Car deux germes semblables pourraient être assez voisins pour ne former qu'une colonie. En général, la distinction n'est pas menée à cette limite et, dans l'ensemencement, la colonie formée vaut un germe, et pas davantage.

Ainsi, la Grande-Grille contient, en hiver, neuf germes par gramme. C'est une des eaux minérales les plus pures du globe, et cette pureté doit être respectée et protégée par tous les moyens possibles.

## EXAMEN MICROGRAPHIQUE DES GERMES

Examinons au microscope les germes comptés dans ces cultures, dans les bouillons et sur la gélatine. En général, nous avons retrouvé dans les bouillons les espèces fournies par la gélatine, et réciproquement ; toutefois, on peut dire que tous ces microbes paraissent végéter plus à leur aise sur la gélatine que dans le liquide. Les formes bacillaires sont assurément plus belles dans les tubes de gélatine peptonisée. De même, à la coloration, la teinture s'arrête plus spécialement sur une espèce que sur l'autre ; le lavage à l'alcool laisse ressortir certaines espèces plus fortement que d'autres.

Après avoir revu longuement toutes les préparations micrographiques faites avec les colonies des deux milieux, préparations numérotées avec le tube correspondant, nous pensons, pour être plus simple, devoir diviser cette description, immédiatement en deux parties, comme les germes eux-mêmes : *les microcoques et les bacilles.*

Microcoques (Pl. I). — Le coccus le plus abondant, dans toutes nos séries d'expériences, est un petit microcoque très fin ayant une enveloppe incolore qui le sépare des voisins, ce qui donne aux colonies un caractère ponctué, très facile à reconnaître. (F. 1).

La colonie de ce petit microcoque sur gélatine forme une tache régulière, luisante, incolore au début, vernissée, puis devenant louche et parfaitement blanche quand elle est épaisse. Elle est opalescente et ne dissout pas la gélatine. (Tube n° 2).

Ce petit microbe est très abondant dans toutes les eaux de source de Vichy, comme aussi dans l'Allier, où il se trouve en immense quantité par goutte d'eau.

2° Une sarcine, petite et relativement en minime quantité. Elle prend sur certaines cultures un développement beaucoup plus intense. (Fig. n° 5). Voisin de la sarcine, un coccus tétraédrique, assez volumineux.

Au-dessous de ces formes de cocci, nous signalerons encore un élément plus fin (F. 7) que la première forme capsulée. Ce très fin coccus n'a ni capsule, ni formations cubiques et ne prend pas non plus la disposition linéaire des streptococci.

3° Viennent les gros microcoques. Ce sont des cocci réunis par couples et simulant déjà un bacille (F. 2). A un grossissement assez fort (4/9 Verick) la séparation n'est pas toujours possible, et il est nécessaire d'arriver à l'immersion pour l'analyse de la forme, qui est alors évidente. Toutefois la fusion dans certains éléments est parfaite, le bacille complet. Ces microcoques donnent sur gélatine des colonies lenticulaires, blanches, petites, crémeuses. (Tube 2).

4° Nous avons encore une autre variété de coccus, plus gros que le précédent ; il n'est pas capsulé, mais son volume le fait reconnaître aisément dans les préparations. La culture donne une tache blanche avec petite lentille centrale saillante et la zone périphérique se divise en segments par des rayons. (Tube 4). Elle n'est pas opalescente, ne dissout pas la gélatine. (Fig. 8).

Le plus gros microcoque fourni est d'un volume énorme, à éléments fortement colorés. La culture est une colonie blanche, en vésicules fluidifiant la gélatine. Il est beaucoup plus rare que tous les autres et surtout que le bacille fluidifiant la gélatine. (Fig. 6).

Au milieu de toutes ces variétés, nous constatons aussi des cocci affectant la disposition en chaînette, soit droite, soit contournée. La réunion des cocci donne, çà et là, une figure bacillaire qui peut être assez longue pour toucher au filament. (Fig. 4). Ce ne sont pas les grosses espèces qui prennent ce caractère, mais mieux les cocci de petit diamètre. Les formes en chaînette appartiennent surtout aux streptococci, variétés assez dangereuses par leurs sécrétions.

En résumé, comme microcoques, nous avons rencontré dans l'eau de la Grande-Grille pure, prise au milieu du griffon : un coccus capsulé très abondant, un coccus plus fin et plus rare, une sarcine, un coccus disposé par quatre, un diplocoque bacillaire particulier à la Grande-Grille, de grosses variétés de cocci, staphylococci, dont une fluidifiant la gélatine, enfin des streptococci en chaînettes, beaucoup plus rares.

Bacilles (Pl. 2). — Les bacilles contiennent aussi de nombreuses variétés ; ils sont assez faciles à distinguer les uns des autres, quand on les voit isolément, aux extrêmes, et sans examiner les formes intermédiaires voisines. Mais la séparation devient moins aisée quand on suit les caractères les plus rapprochés et les préparations en série. La longueur des bacilles augmente peu à peu, et en définitive, toutes ces formes peuvent représenter les variétés d'un même bacille, très petit, mêlé à des microcoques. (Nos 1, 2, 3, 6, 8, 9). Le caractère constant de la culture, retrouvé à toutes les expériences, établit sûrement l'individualité d'un petit bacille particulier et très abondant dans l'eau de la Grande-Grille. Le bacille, examiné à l'immersion, se décompose en deux cocci très fins, réunis bout à bout.

D'autres bacilles (Nos 2-3) paraissent représenter le même type ; mais une différence assez nette les sépare cependant. Les cocci sont identiques à ceux des préparations précédentes, mais les bacilles sont de plus en plus longs ; peu à peu (No 3) l'immersion ne permet plus la séparation des diplocoques, et la forme bacillaire passe à la baguette, au petit filament. (Nos 4, 8, 9). L'accroissement des bacilles s'accentue : mais le mélange des cocci et des bacilles persiste, sans aucun autre microphyte. La culture sur gélatine est donc toujours de même nature.

Certaines préparations offrent quelques modifications dans la forme bacillaire ; ce sont des formes coudées et en courbe d'U, toujours avec des microcoques (No 9) et des diplocoques. Ailleurs les bacilles se soudent en baguettes et en filaments homogènes. — (Nos 4 et 7).

A la dernière période de l'évolution de ces germes, les baguettes se soudent les unes aux autres, les filaments s'allongent, s'intriquent et malgré cette modification si considérable, nous retrouvons encore dans ces préparations des cocci, des diplocoques, des bacilles décomposables en cocci, et toute la série du petit bacille élémentaire s'allongeant et passant à la forme filamenteuse.

La planche V de l'atlas de Fraenkel et Pfeiffer (Fig. 9) représente exactement une de nos variétés (Nos 8 et 9), que les deux auteurs désignent sous le nom de « Schmale Bacillen aus Wasser » (1).

Toutes ces formes semblent donc dériver du même type ; car du petit bacille, jusqu'au filament, nous suivons le développement d'un même germe, d'un coccus.

Tous ces bacilles fournissent toujours sur gélatine une colonie qui dissout rapidement la matière. Que la culture soit faite par dépôt, ou incorporée par solution tiède, la vésicule louche se forme en 24 heures. (Tube 5). Si la culture résulte d'une piqûre, la fusion de la gélatine donne la forme conique irrégulière perforante. (Tube 1). Ce caractère persistant de la colonie sur gélatine : *tache blanche à fusion,* pour toutes ces longueurs de bacilles, démontre bien l'unique nature du germe.

Voilà ce que fournit l'ensemencement de l'eau de la Grande-Grille sur gélatine, pour les bacilles, et tous ces détails permettent de penser que nous avons sous les yeux le Crenothrix Kühniana, dont Zopf a étudié le développement.

Nous ne devons pas oublier les *Penicillum* (Pl. II, n° 11) qui ont germé dans nos cultures sur gélatine. Les gouttes ensemencées contenaient sûrement des germes de penicillum ; mais ce champignon ne donne pas une colonie en quoi que ce soit analogue à celle du bacille ou du filament.

C'est un champignon à gros filaments, visibles à l'œil nu, formant une toile soyeuse dans la gélatine ; champignon incolore, où légèrement verdâtre au point central. L'évolution complète avec fructification de ce champignon comprend de grosses ramifications intriquées, garnies de spores (Pl. III, n° 4) ; les branches se divisent et donnent en dernier lieu des rameaux d'une finesse extrême, garnies de ces mêmes spores, fortement colorés, et formant des sphères irrégulières. Les derniers petits filaments encore garnis de spores ne sont pas plus gros que les Crenothrix implantés sur les dépôts ferrugineux calcaires ; cependant jamais ces derniers Crenothrix n'ont été trouvés munis de spores ovoïdes. Nous avons rencontré dans les préparations de l'Eau de la vasque de gros germes de mucedinées. Il n'est pas étonnant que nos cul-

---

(1) Fraenkel et R. Pfeiffer. (Atlas microphotographique des Bactéries). — Berlin, Hirschwald, 1890.

2.

tures aient fourni un penicillum. Toutefois les spores de ce dernier diffèrent un peu des germes de la planche III, nᵒ 2.

Laissons de côté, encore une fois, toute conclusion sur l'origine ; nous voulons seulement constater la présence des germes, microbes, filaments et penicillum ; mais loin de nous le désir d'entamer une discussion botanique sur l'origine et la filiation de ces espèces. Notre but est, croyons-nous, rempli en ayant décrit les microphytes de l'eau de la Grande-Grille ; ils sont comptés, connus dans leur forme ; c'est là le point important du problème.

Il nous restait cependant un doute à résoudre : les 2 microbes principaux de la Grande-Grille sont constitués par ce micrococus, si abondant aussi dans l'eau de l'Hôpital, et par les bacilles s'allongeant en filaments. Ces espèces sont-elles pathogènes ? Pour nous en assurer, nous avons inoculé à un lapin une solution de gélatine dissoute par la colonie bacillaire, mélange de coccus et de bacilles, type de l'action de l'eau sur la gélatine. La solution était prise sans mélange à la dose d'un gramme. L'injection sous le dos n'a rien produit ; un peu de fièvre le soir, mais aucun abcès local, pas le moindre accident. La même opération a été répétée 5 jours après, en inoculant sous la peau de l'abdomen ; l'animal n'a pas eu d'abcès et mangeait comme d'habitude le lendemain. *Ces microbes ne sont point pathogènes.*

## Comparaison de l'Eau de la Grande-Grille avec l'Eau de l'Allier dans les conduites de la Ville.

Il nous a semblé intéressant de comparer l'état microbien de l'eau minérale de Vichy avec l'état de l'eau de l'Allier, distribuée en conduite dans la ville.

Nous avons ensemencé sur gélatine une goutte de cette eau (à 27 au gramme). Au troisième jour, le tube était rempli de colonies innombrables ; un piqueté blanc, très nettement appréciable dans la gélatine brune, occupait la partie supérieure du tube. En calculant le nombre des colonies sur un diamètre et la hauteur de la gélatine piquetée, nous sommes arrivés à un minimum de 200,000 germes par centimètre cube d'eau.

La Seine, à Saint-Denis, contient aussi 200,000 microbes ; l'eau du canal de Clichy est à 6,000,000 ; la Sprée, à Berlin, dans la ville, contient 1,800,000 germes par gramme ; à Charlottenbourg, 10,180,000 ; à Spandau, 5,000,000 (Gartner).

Par la culture en dilution, nous avons retrouvé dans l'Allier, et en grande quantité, les petits microcoques capsulés, décrits à la planche I, n° 1. — Ce coccus donne de petites colonies blanches (tube 4'), lenticulaires au début, absolument semblables à celles cultivées dans l'eau minérale, et figurées dans les tubes 2 et 3.

L'eau de l'Allier contient en énorme quantité le bacille de l'eau minérale, fluidifiant la gélatine et formant vésicule. Un tube de gélatine, ensemencé à l'eau d'Allier, donne ces colonies vésiculeuses absolument identiques aux mêmes vésicules produites par le bacille de la Grande-Grille (tube 5). C'est le bacille fluidifiant, diplocoque, puis bâtonnet, puis filament, formant enfin intrication et toujours accompagné de cocci.

Sur un autre tube ensemencé, où la goutte d'eau d'Allier avait gagné le fond, nous avons retrouvé l'aspect de cette multitude infinie de colonies blanches, vivant ainsi assez loin de l'air. A la surface de la gélatine existait une partie fluidifiée et une douzaine de petites colonies de toute nature (tube 1').

L'amas principal de ces colonies lenticulaires donnait de très belles fluorescences et des teintes opales bleues à reflets vifs. Une de ces lentilles parasitaires avait peu à peu pris une teinte rosée.

Nous avons ensemencé ce microbe rosé ; il a fourni une colonie blanche et n'a pas repris son ton rosé : affaire de milieu ; c'était un petit microcoque, celui des colonies blanches si fréquentes.

Dans un de ces tubes ensemencés, nous avons obtenu un microcoque d'une grosseur prodigieuse. Cultivé à part, il fournit une colonie très large, très régulière, blanc caséeux, très homogène, non fluidifiante, non opalescente. Les éléments de cette colonie donnent au microscope, sur une préparation à la gentiane, l'aspect de grains de raisin rouge, vésiculeux, énormes.

Le microcoque fluorescent, ensemencé à part, donne des colonies d'un vernis et d'un brillant curieux. Ces colonies s'étendent par petits mamelons élevés sur une base plus large (tube 2') ; on dirait d'une vésicule de cysticerque ; cette culture donne des microcoques très fins, mélangés à des bacilles assez longs et intriqués. C'est la culture d'un mélange de microbes fournis aussi par l'eau de la Grande-Grille.

Nous ne voulons pas nous arrêter plus longtemps sur les formes des microbes de l'eau de l'Allier, mais il nous a semblé utile de montrer que les principales formes, fins micrococques, bacilles fluidifiants, gros micrococques s'y rencontrent tous, et en une beaucoup plus grande quantité que dans l'eau de la Grande-Grille.

Cela suffit pour juger la théorie d'après laquelle l'eau de nos sources ne valait que par ses microbes. A ce compte, l'eau de l'Allier serait infiniment supérieure à celle de la Grande-Grille; car elle contient tous les microbes de cette dernière, et à dose 100,000 fois plus élevée. Ce fameux microbe qui fluidifiait la gélatine et devait parachever les digestions! mais il fourmille dans l'eau de l'Allier, tandis que l'eau de la Grande-Grille n'en contient qu'un ou deux par gramme.

En résumé, l'eau de la Grande-Grille est une eau minérale presque pure, car elle ne contient que 9 microbes par gramme d'eau, et nous pensons qu'avec certaines précautions elle pourrait en renfermer moins encore.

Mais l'eau de l'Allier, distribuée à la Ville, est absolument impure et aussi mauvaise que l'eau de Seine, après la traversée de Paris, à Saint-Denis. Ce n'est pas sans raison que la Municipalité s'occupe de l'améliorer.

---

## Comparaison de l'Eau de la Grande-Grille avec les Eaux minérales d'autres pays. — Causes de contamination des eaux minérales.

---

Pasteur avait dit que les eaux de source, sortant de la terre, étaient pures de microbes. Tiermann, professeur à l'Université de Berlin, dans un ouvrage composé avec Gartner, professeur à Iéna, sur l'état *bactériologique des eaux* (1) confirme l'aphorisme de Pasteur, mais avec cette restriction que « l'absence complète de microbes est l'exception. » Ordinairement, dit-il, on trouve des germes en nombre limité. Le chiffre de 50 par gramme serait

---

(1) Die chemische und mikroskopisch-bactériologische Untersuchung des Vassers.                    Braunschweig (1889).

rarement dépassé pour les eaux de sources. Çà et là néanmoins, paraîtrait-il, on rencontre des sources qui en contiennent jusqu'à 3,000. Ce chiffre de 50 germes par gramme sera-t-il adopté comme fixant une moyenne raisonnable de la pureté des eaux minérales ? C'est l'analyse des sources mêmes qui le prouvera. Quand nous aurons la contenance en germes d'un bon nombre de sources, il sera facile d'établir la moyenne acceptable. Jusque-là, le chiffre donné n'aurait pas une base solide.

Voici la richesse en germes de quelques sources connues. L'eau minérale de *Wiesbaden* (mai, juin) contient à la source de la Montagne : (1)

$$\left.\begin{array}{l} 1 \text{ à } 3 \\ 4 \text{ à } 2 \\ 1 \text{ à } 3 \\ 3 \text{ à } 0 \\ 4 \text{ à } 1 \end{array}\right\} \text{ germes par centimètre cube.}$$

|  |  |  |  |
|---|---|---|---|
| Dans le réservoir... | 5 à 15 | par centimètre cube. | |
| En ville............ | 66 à 23 | — | — |
| — ............ | 13 à 23 | — | — |
| — ............ | 36 à 56 | — | — |
| L'eau minérale de Schlagenbade : de.. | 2 à 51 | par centimètre cube. | |
| Mais la source Hollen.............. | 1.200 | — | — |
| — de Schwalbach....... | 28 à 118 | — | — |
| — — ....... | 16 | — | — |
| — de Baden............ | 7 à 12 | — | — |
| — — .......... | 20 à 13 | — | — |
| — — .......... | 16 | — | — |
| — de Veilbach........ | 16 a 25 | — | — |

Les eaux sulfureuses de Telen et Porto, d'Ischia, à 60 et 70° de température, sont absolument privées de germes. Fazio en a rencontré dans les eaux carbonatées ferrugineuses et a donné une curieuse interprétation de leur rôle d'oxydation. Les eaux de Munich, même dans les conduites, comtpent une moyenne de 5 germes. Hoffmann, à Regensbourg, trouve 83 colonies par centimètre cube. Nous avons donc le droit de dire que l'eau minérale de Vichy, celle de la Grande-Grille spécialement, est d'une grande pureté, puisqu'elle ne dépasse point, arrivée au sommet du puits

---

(1) Les renseignements sur les Eaux minérales d'Allemagne sont empruntés au livre de Kubel-Tiemann.

où elle est prise pour être bue, la moyenne de 9 germes par centimètre cube.

Il n'est pas inutile de faire connaître, d'une façon générale, les
conditions dans lesquelles les germes peuvent augmenter d'une
façon inquiétante dans les eaux minérales.

Ces notions nous seront un guide, plus tard, dans la préservation
de nos sources.

TEMPÉRATURE. — La *température* joue le plus grand rôle dans
la multiplication des germes ; ce fait a été nettement établi par
Miquel dans des séries d'expériences.

|  | Température | Nombre de Germes par Centimètre cube |
|---|---|---|
| | 20°................. | 58,000 |
| 1re EXPÉRIENCE | 45°................. | 49,500 |
| | 55°................. | 42,000 |
| | 75°................. | 1,200 |

C'est aux environs de 50° que le nombre des germes diminue.

|  | | |
|---|---|---|
| | 22°................. | 10,600 |
| 2me EXPÉRIENCE | 43°................. | 80,000 |
| | 50°................. | 26,500 |

La même eau, soumise à 24° pendant 24 heures, donne 310 germes
par centimètre cube ; pendant 48 heures, elle donne 14,500.

Cette eau, soumise tour à tour à une température de 27° pendant
24 et 48 heures, donne successivement 336 et 13,400 germes par
centimètre cube.

Remarquons, en ce qui concerne la Grande-Grille, qui possède
la température de 39°, que de 20° à 40° dans la première expérience
de Miquel, le nombre des germes s'abaisse déjà de moitié.

Frankland, dans une eau à 10°, constate 107 germes.

| | | |
|---|---|---|
| Après 6 heures............. | 6,028 germes. | |
| — 24 — ............. | 7,262 | — |
| — 48 — ............. | 48,100 | — |

| L'eau d'un puits maintenue à 22° | contenait à la prise 5,400 g. | après 6 h. 11,800 germ. | après 12 h. 13,000 germ. | après 24 h. 25,600 germ. |
|---|---|---|---|---|

Ainsi l'eau riche en germes, si elle reste à la température de 20
à 30°, continue à fournir un milieu favorable à la fermentation.

N'oublions pas que la Grande-Grille (40°), mise en bouteilles,
conserve la température de 15 à 20° pendant un temps bien suffi-

sant à la multiplication des microbes, si elle en contient au moment de l'embouteillage. C'est une remarque dont nous aurons à nous souvenir.

SAISON. — L'influence particulière de la *saison* sur l'augmentation du nombre des microbes est reconnue. Les sources qui varient d'un ou deux degrés de température en hiver ont toujours une augmentation de microbes en été. Ce fait est commun aux sources et aux rivières.

N'avons-nous pas constaté que les microbes trouvés dans l'eau de la Grande-Grille, en hiver, n'étaient pas les mêmes que ceux du mois d'octobre ; ils présentaient sûrement une phase différente dans la croissance des mêmes germes ; la fin de l'été donne une eau plus fournie de microbes que le milieu de l'hiver.

Lillertz (1) ne trouve pas de microbes à Francfort jusqu'en mai, dans les sources de Vogelberg. Mais, au mois d'août, il en constate de 45 à 60 par centimètre cube. Voici un tableau plus précis de Moërs sur les variations de 4 sources aux douze mois de l'année à Mulheim.

| | 1re Source | 2e Source | 3e Source | 4e Source |
|---|---|---|---|---|
| 1 Janvier | » | » | » | » |
| 2 Février | » | » | » | » |
| 3 Mars | » | » | » | » |
| 4 Avril | » | 457 | » | » |
| 5 Mai | » | 535 | 985 | 5.820 |
| 6 Juin | 167 | 618 | » | 5.890 |
| 7 Juillet | 169 | 693 | 1.013 | 5.950 |
| 8 Août | 183 | 837 | 1.105 | 6.560 |
| 9 Septembre | 212 | » | 1.130 | 7.280 |
| 10 Octobre | 197 | 678 | 1.190 | 6.730 |
| 11 Novembre | » | » | 990 | » |
| 12 Décembre | 152 | 580 | 903 | 7.380 |

C'est toujours vers le mois d'août que ces sources présentent la plus grande quantité de microbes. On dirait que le réveil des plantes, la floraison, se fait aussi bien chez les microbes perdus dans l'eau que pour les familles botaniques les plus élevées. Et chose plus curieuse encore, la multiplication s'effectue dans les canaux obscurs comme au soleil et avec la lumière.

---

(1) Gartner (Lo. Cit.)

De Blécourt, dans les eaux de conduites à Grossingen, comptait :

| En Février | 20 germes par centimètre cube |
| Mai | 46 — — |
| Avril | 103 — — |
| Mars | 195 — — |
| Juin | 780 — — |

Cranner, à Zurich, donne comme teneur moyenne de l'eau des conduites, de Juin à Septembre : 175 germes ; en Novembre, 88 ; en Janvier, 38. C'est la saison chaude qui fournit les chiffres les plus élevés.

A Berlin, la moyenne des germes trouvés en été, dans les eaux des conduites, est toujours plus élevée.

| Janvier | Février | Mars | Avril | Mai | Juin |
|---------|---------|------|-------|-----|------|
| 14 | 73 | 66 | 36 | 21 | 111 |

| Juillet | Août | Septembre | Octobre | Novembre | Décembre |
|---------|------|-----------|---------|----------|----------|
| 201 | 144 | 98 | 38 | 21 | 36 |

C'est pourquoi, dans toutes nos expériences, nous avons eu soin d'indiquer le mois où elles étaient faites.

TERRAINS. — La notion des *terrains,* des couches traversées, influe beaucoup sur le nombre des germes trouvés dans l'eau de source. Gartner n'hésite pas à rattacher au sol les crenothrix et tout le genre des filaments contenus dans certaines sources. Cette observation ne pouvait mieux s'appliquer qu'à l'eau de la Grande-Grille. Tous ces filaments décrits et figurés dans notre travail (Pl. III) se rattachent, en effet, à une variété de crenothrix.

Deux hypothèses se présentent : 1° les filaments peuvent venir des couches inférieures et des terrains traversés par la Grande-Grille. Il est certain que les eaux de Vichy sont en rapport avec l'eau de l'Allier ; les forages de Saint-Yorre démontrent la vérité de cette hypothèse. A Vichy, nos sources jaillissent dans un sol dur et cristallisé, dans le carbonate de chaux ; c'est ce qui leur donne leur caractère précieux de permanence dans le débit ; car, de cette façon, aucun terrain mobile n'est entraîné dans la filtration de l'eau.

Ces sources ne s'encrassent pas comme les nouvelles sources du bassin de St-Yorre. Mais les filaments, les crenothrix se rencontrent toujours avec les eaux à oxyde de fer, et dans la Grande-Grille comme ailleurs.

Cependant cette eau, qui nous arrive à 39°, descend dans des couches situées à plus de 1,100 mètres. Si elle marque près de 40° à sa sortie de la terre, elle a pu atteindre 50° dans les couches souterraines.

2° L'aphorisme de Pasteur et la température de l'eau devraient nous assurer des liquides absolument purs, et cependant cette Eau contient des filaments. Il est plus simple, plus logique de penser que ces germes ont d'abord été entraînés par le vent : l'eau de la vasque étant à fleur du sol, sous une galerie fermée laissant la poussière se déposer facilement. Il est certain alors que des germes, semés dans cette eau tiède, doivent fructifier avec rapidité. La différence des examens entre l'eau de la vasque et celle du griffon même, confirme pleinement cette dernière hypothèse.

Les crenothrix ne viennent donc pas des terrains où l'eau les prendrait avant de jaillir ; ils ont été ensemencés, à la surface de la source, par la poussière voisine et se sont propagés pour toujours dans le puits et le tube de captage. Du reste ces filaments se trouvent dans presque toutes les eaux contenant des oxydes de fer, et dans les conduits qui les amènent.

Le *repos* favorise aussi la multiplication des germes. Au contraire, notre source de la Grande-Grille, continuellement agitée par les projections de gaz souterrains, ne permet que très peu l'accroissement du nombre des germes. Sans être en ébullition, ni très chaude, cette eau ne laisse pas s'effectuer le tranquille développement des colonies. Gartner cite encore l'exemple suivant, relatif à l'influence des réservoirs d'eau tranquille sur la multiplicité des germes : « Une eau filtrée, distribuée en conduite, contenait 90 germes par centimètre cube. Elle fut munie d'un réservoir avant l'entrée dans les conduites ; cette eau passa, de 90 germes, à 180, 177, 184 germes par centimètre cube ; l'eau du réservoir servait à la multiplication des microbes. »

CONDUITES. — Deux causes *mécaniques* influent d'une façon puissante sur les germes ; ce sont : les *conduites* et les *pompes*. A priori ces deux causes sont aisées à comprendre, dans leur action, quand on sait que le nombre des microbes est en raison directe de la matière organique contenue dans une eau ; à ce point, qu'il suffit de doser la substance organique, par le permanganate de potasse, pour avoir des chiffres proportionnels, concordants entre la quantité du sel réduit et celui des germes trouvés. Nous ne devons pas oublier que l'eau de Vichy contient une matière organique lithinée, précieuse dans son action thérapeutique, mais qui peut ainsi contribuer à la multiplication des germes. Bolton a cependant prouvé que la composition chimique n'influait pas sur la réceptivité des microbes.

Cette influence des conduites, des tuyaux, amenant les eaux loin de leur source a été souvent constatée. A Wiesbaden, à la source même, l'eau ne contient que quatre germes par centimètre cube au maximum. La quantité de matière organique varie de 0,20 à 0,50. Quand la source arrive en ville par les conduites, elle contient jusqu'à 66 germes par centimètre cube. Les eaux de conduites s'altèrent alors rapidement.

Leone à Munich, dans des eaux de conduites et à la température de 20°, trouve :

Au bout de 24 heures................      100 germes.
  —      2 jours.................    1.050    »
  —      3 jours.................   67.000    »
  —      5 jours................. 315.000    »

Cette influence *des conduites, à Vichy,* nous semble tout à fait à négliger pour la Grande-Grille, au point de vue microbien ; nous ne parlons pas cependant des autres conditions de température, de gaz, de saveur qui peuvent changer par une longue route de tuyaux. C'est là une autre question. Mais il est connu à Vichy que les eaux minérales sont incrustantes à un haut degré. Les conduites de fonte qu'on examine après quelques années sont chargées, à l'intérieur, d'une énorme couche de sels de chaux, concentriquement cristallisés.

Ils forment dès lors un nouveau terrain de carbonates alcalins pour l'eau qui traverse ces tuyaux. Cette carapace interne est un moyen puissant de conserver aux sources leurs autres qualités. En somme, l'eau ne touche pas la fonte et reste toujours en contact avec du carbonate de chaux, comme dans la terre. Peut-être, cependant, devrait-on examiner la couche interne de ces conduites au point de vue microbien, car les rugosités des couches calcaires permettent aisément l'habitation des colonies parasitaires et des filaments.

POMPES. — *L'action des Pompes* présente encore de nombreuses considérations. Quand il s'agit d'une eau ordinaire, froide, qui n'est point parfaitement pure, contenant des germes, ayant un réservoir où l'eau s'accumule peu à peu, la pompe peut donner, à différents moments, des résultats d'analyse microbienne marqués d'écarts considérables : l'eau amenée représente l'état des diverses couches du réservoir. On a constaté souvent, que les eaux premières épuisées, l'eau nouvelle devient pure et contient très peu de microbes. Gartner ne nie pas toutefois que la pompe ne puisse amener, par filtration des terrains voisins, des germes pathogènes : « Une pompe » en action ne laisse pas aux microbes le temps de se développer ; » mais les murs de la source, les conduites de la pompe, les bois, » les fissures de la construction contiennent des algues et des » microbes. Il n'est pas douteux que, développés dans ces condi- » tions, les germes ne soient entraînés par le courant de la » pompe. »

Plus l'eau reste en contact avec le corps de pompe, plus elle entraîne de bactéries, de filaments et de champignons. Leur nombre est en rapport avec la qualité, le mode de construction du puits réservoir, la grosseur et la propreté des conduites, l'état du corps de pompe.

Pouvons-nous oublier que les pompes ne marchent qu'avec des soupapes, que celles-ci sont fatalement imprégnées de matières grasses organiques, que l'eau subit forcément leur contact, et qu'ainsi la contamination est inévitable.

La Grande-Grille, heureusement, ne subit pas cet auxiliaire, appliqué toutefois à Vichy à d'autres sources destinées à être bues sur place.

Notre source de la Grande-Grille bouillonne et arrive chaude de la profondeur de la terre, et toute chargée de son électricité naturelle. Elle est vivante encore quand elle est bue, et c'est ce qui nous explique sa grande puissance ; puissance telle qu'un homme de 50 ans, diabétique, ne pourrait d'emblée en boire plus de quatre verres matin et soir pendant cinq jours, sans être, croyons-nous, menacé d'accidents cérébraux graves.

ACIDE CARBONIQUE. — Le dernier facteur agissant sur la vitalité des microbes, dont nous ayons à nous occuper, est l'*acide carbo-*

*nique.* Déjà Paul Bert, à la Sorbonne, avait étudié l'action des différents gaz à haute pression sur la végétation et les infiniment petits. Leone (1) a dernièrement constaté qu'une eau chargée artificiellement de $CO_2$ contenait :

| | | |
|---|---|---|
| Le premier jour................ | 1.869 | germes. |
| Le cinquième jour.............. | 87 | » |
| Le dixième jour................ | 30 | » |
| Le quinzième jour.............. | 20 | » |

Pour lui, l'action germicide de $CO_2$ est très précise. Cependant cette assertion n'a pas été confirmée par toutes les expériences. Sohnke trouve au contraire que les eaux minérales naturelles à $CO_2$ contiennent toujours une certaine dose de germes ; mais il pense que les eaux artificielles dites gazeuses deviennent de moins en moins riches en microbes. L'eau de Seltz faite avec de l'eau distillée reste toujours pure. Au contraire, l'eau de Seltz faite avec une eau de puits ordinaire contenait longtemps après la fabrication 36,750, 42,000 et 38,750 germes par centimètre cube.

Pfuhl, dans l'eau de Soda, constate de 80 à 100 germes, et une fois même : 2,000 par centimètre cube. Hochstetter nie l'aphorisme de Leone. Il trouve presque toutes les eaux de Seltz, artificielles, remplies de microbes. Après 200 jours d'action du gaz carbonique, il ne trouve pas de diminution dans le nombre des germes.

Nous avons examiné certains siphons d'eau de Seltz, fabriqués à Vichy, et nous y avons trouvé des microbes par le simple examen direct. En faisant évaporer quelques gouttes de cette eau sous une cloche et sur le porte-objet, puis en traitant la préparation comme d'habitude, nous avons constaté (Voy. Pl. I, 9) : 1° En assez grande quantité des filaments en baguettes, de diamètre égal et décomposables en bacilles soudés ; 2° beaucoup de microcoques fins ; d'autres plus gros et plus rares. Chose curieuse : l'évaporation laisse former sur le verre des cristaux carrés de carbonate de chaux ; or, dans un très grand nombre de ces cristaux blancs, il est aisé de trouver au centre un microbe bien coloré et bien visible, en mettant au point (Pl. I, n° 10). On dirait que le coccus a été le centre de la

---

(1) Mémoires de Reinls et de Minges et Traité de Ziemann et Gartner, déjà signalés.

cristallisation. Nous n'avons trouvé à cet examen direct ni sarcines, ni bacilles, ni les diplocoques ordinaires, ni aucun infusoire
dans cette eau de Seltz artificielle.

Une deuxième expérience a été faite par ensemencement : six
tubes de gélatine ont été inoculés, le 21 mars, avec une goutte de
cette eau de Seltz, incorporée à douce chaleur. Dès le lendemain,
sur un tube conservé depuis deux mois, toute la zone inférieure
présente une myriade de petites colonies blanches, punctiformes.
Le calcul du nombre de ces germes, par le diamètre et la hauteur
de la zone occupée, donne un minimum de 8,000 germes par centimètre cube d'eau de Seltz. Les autres tubes ont tous présenté,
dans les 5 jours, une infinité de points blancs et tourné à la liquéfaction comme le premier tube. Le lendemain, les points blancs
étaient devenus des vésicules qui, de volume différent, remplirent
tout le tube comme du frai de grenouille ; le fond était entièrement
liquéfié et blanchâtre. Nous avons représenté (tube 5') l'état de
cette gélatine ensemencée par une goutte d'eau de Seltz.

Enfin, nous avons examiné au microscope la gélatine liquéfiée :
elle donne des colonies abondantes de microcoques ; mais ce n'est
pas le coccus capsulé de l'eau minérale, figuré (Pl. I, fig. n° 1).
Du reste la colonie n'avait pas l'aspect blanc, lenticulaire. Dans
ces colonies de cocci, formant des zooglées très abondantes, il était
facile de rencontrer de petites bactéries, quelques-unes formées en
streptococci linéaires.

Telle est la pureté d'un flacon d'eau de Seltz. Nous pensons que
cet examen édifie suffisamment sur la pureté des eaux artificielles
gazeuses : malgré leur forte charge de $CO^2$, le gaz ne gêne en rien
la présence de microbes dans *l'eau, ni leur prolifération,* et pour
avoir une bonne eau de Seltz, il est nécessaire de la fabriquer
avec une eau primitivement pure. A Vichy, d'autres siphons sont
d'une pureté précieuse.

Nous venons de passer en revue les différentes circonstances
qui influençaient la richesse en germes des eaux minérales ou artificielles gazeuses ; il nous sera permis maintenant de juger, en meilleure connaissance de cause, les conditions qui régissent la pureté
microbienne de la Grande-Grille, et les moyens de conserver ou
d'augmenter cette immunité précieuse.

En résumé, les *circonstances favorables* à la pureté presque

absolue de notre eau minérale sont : 1° la température atteignant
près de 40°, suffisante pour éloigner beaucoup de microbes et
arrêter leur germination ; 2° l'agitation constante de l'eau par les
gaz, qui détonent et s'élancent du fond du puits ; 3° la grande quantité de $CO^2$ contenue dans l'eau (Théorie de Leone) ; 4° la situation
de la source qui jaillit dans des terrains calcaires solides et non
pas d'alluvion. Ces terrains cristallins forment un captage naturel
d'une perfection idéale ; 5° l'absence de toute conduite et de toute
pompe pour l'eau bue à la source même ; 6° et surtout la qualité
d'eau minérale, venant du sol à une grande profondeur.

Les conditions qui nous semblent *nuisibles* à la pureté microbienne de l'eau de la Grande-Grille et susceptibles d'y faire naître
des germes sont :

*L'emplacement de la source,* sous une galerie où viennent se
réunir les malades et où défilent 50,000 promeneurs par an. Nous
avons dit quelle était la quantité de poussière soulevée par les
courants d'air de cette galerie et 8 à 10,000 personnes, venant, à
3 reprises, matin et soir, réclamer leurs rations d'eau minérale.
Un malade un peu gêné dans l'équilibre respiratoire et cardiaque,
ne peut se tenir plus de quelques minutes aux abords de la source,
au moment des distributions. Le mélange de poussières, de gaz
acide carbonique, d'effluves et d'odeurs humaines est à peine tolé-
rable pendant la forte saison. Autrefois quand on ignorait les in-
convénients des poussières sur la pureté des liquides, cette situation
pouvait paraître négligeable ; mais aujourd'hui, nous savons les in-
convénients de cet ensemencement quotidien. Des germes dangereux peuvent être soulevés, apportés par les promeneurs et pul-
luler dans la source.

## CORRECTIONS ET RÉFORMES A EFFECTUER

Nous sommes d'avis que les dispositions matérielles de la fontaine, son périmètre direct, doivent être modifiés. Quelles que
soient les difficultés d'une telle appropriation, la chose en vaut la
peine. Il s'agit de la préservation de la source la plus précieuse
de France, celle que jalousent toutes les autres nations. L'eau
de la Grande-Grille est d'une pureté presque absolue, puisqu'elle
contient à peine quelques germes par centimètre cube, par litre.

Les autres sources similaires des pays voisins, dans leur bassin, en contiennent beaucoup plus ; mais cependant à la source, au griffon, Wiesbade ne compte que 3 à 4 germes par centimètre cube, c'est-à-dire 3 à 4,000 par litre. Nous estimons que la Grande-Grille doit arriver *à la pureté absolue.* Elle est naturellement exempte de tout germe ; vivante, prise au milieu du griffon par un temps calme, elle se montre, dans certaines expériences, absolument sans microphytes. Notre première série d'ensemencement compte deux colonies pour quinze gouttes, 0 gr. 555, c'est-à-dire à peine 4 germes par gramme. Il est bien peu d'eaux minérales qui ne contiennent que cette infiniment petite quantité de germes ; et celle de Wiesbade, à la montagne, n'est pas plus pure que la Grande-Grille dans le puits.

Mais nous répétons que la pureté doit être complète et que la moyenne des numérations faites soit en été, soit en hiver, devrait présenter un résultat négatif dans les cultures.

Nous prévoyons l'objection : « Quoi ? Depuis plus de deux mille ans, l'eau de la Grande-Grille, comme nous la buvons, a guéri les maladies du foie, le diabète et la goutte ! Et vous venez soutenir que les dispositions actuelles sont défectueuses ! Mais vous reconnaissez vous-même, que le nombre des malades venant à nos sources, augmente chaque année. Il dépasse 50,000 en 1890. Que demandez-vous de plus ? Le mieux est ennemi du bien. Laissez-nous donc notre ancienne pratique, qui n'a pas donné de mauvais résultats. »

C'est bien là l'extrême résistance que pourrait opposer une ignorance aveugle, ne voulant rien entendre, ni connaître des progrès de la science. Tout serait pour le mieux dans le meilleur des mondes possibles, puisque les recettes abondent. Eh bien non ! nous sommes persuadé qu'en France, pays des idées scientifiques, aspirant au bien et à la perfection, il suffit de mettre une plaie à découvert pour obtenir sa guérison.

Le fait est évident : cette extrémité d'une galerie couverte, les angles de ce petit espace, constituant le périmètre actuel de la Grande-Grille, forment un aménagement de constructions, ne répondant pas à leur but, préjudiciables sous tous les points de vue, à la pureté de cette source et à son avenir.

La Grande-Grille est enclavée entre des cabinets de bains, à l'angle de rues se coupant, vers l'extrémité d'un promenoir de malades : autant de fautes et d'erreurs inexplicables.

Séparez cette source de ces cabines voisines et des bains. Etablissez une large bande de terrain, circulaire, de sept mètres au moins de largeur pour éviter l'encombrement. Construisez une coupole élevée, aérée qui surplombe et protége la source à une certaine hauteur. Plantez des arbres, des arbustes, formant ensuite des massifs, arrêtant la poussière, maintenant humide le sol voisin de la margelle. Abattez, en un mot, ces tourbillons soulevés par le vent, qui réalisent l'ensemencement. Exécutez pour la Grande-Grille, coûte que coûte, l'aménagement bien entendu de la Source de l'Hôpital, et vous aurez fait déjà beaucoup pour l'intégrité microbienne de cette source, à laquelle Vichy doit sa réputation, sa richesse, et tant de malades de toutes les régions du globe : leur santé et la vie.

Si le danger n'a pas été signalé plus tôt, c'est que la pureté d'une eau, en germes, n'était pas chose connue, ni appréciée ; mais de tout côté, l'analyse micrographique, l'examen bactériologique pénètrent les branches des sciences médicales, et ce que nous faisons aujourd'hui, à Vichy, a été fait, il y a longtemps déjà, en Allemagne et en Amérique, pour les Eaux minérales de ces pays. La vérité reposant sur des faits ne laisse jamais éteindre ses droits. Le danger existe, et nous avons pensé que notre devoir était de le signaler.

Telle est la situation des *circumfusa,* dirait un ancien hygiéniste ; mais il existe encore d'autres causes d'impureté pour notre source.

DISTRIBUTION DE L'EAU BUE A LA SOURCE. — Nous trouvons beaucoup à dire sur le *mode de distribution de l'eau.* Avoir une gamelle rouillée, en fer-blanc, incrustée de dépôts calcaires, y déposer un verre lavé dans la vasque inférieure, l'enfoncer dans la source et le retirer plein de l'eau bouillante, pour le présenter au buveur, rejeter partie de cette eau de la gamelle soit dans le puits, soit dans la vasque, ne nous semble pas le summum d'une propreté méticuleuse, ni pour le buveur, ni pour l'eau de la Source.

GAMELLE. — Le modèle de l'instrument peut être conservé : il est simple et pratique, facile à manier et remplit son but. Mais nous le désirons fabriqué en métal nickelé, sans angles, ni recoins, facile en un mot à nettoyer antiseptiquement. — Cette gamelle devrait être à claire-voie dans le fond. Pourquoi souiller l'eau qui environne le verre ! Celui-ci serait placé au milieu de la gamelle, sur un fond large comme le verre, saisi à ressort par des montants qui lui donneraient assez de solidité pour être rempli en plongeant dans le bouillon, et pour être présenté au buveur sans contact étranger.

VERRE, PROPRETÉ DU VERRE. — Mais c'est la propreté du verre qui nous apparaît surtout inquiétante. Quel spectacle fourni par tous ces verres plus ou moins louches, suspendus aux crochets du grillage, formant autant de petites cavités à réception pour la poussière de la route voisine ! Il existe même des verres communs où le premier venu peut tremper ses lèvres ; verres incrustés déjà du dépôt carbonaté, et constituant de bons et anciens réservoirs à microbes. Un verre aussi peu aseptique, plongé dans la source, est un objet d'ensemencement. Or, comme nous estimons, dans les 50,000 étrangers venant à Vichy, à 10,000 au minimum le nombre des personnes allant à la Grande-Grille, boire, en moyenne, trois rations matin et soir, c'est-à-dire allant 6 fois à la source pendant 20 jours, c'est une moyenne de 800,000 manœuvres d'ensemencement dans la saison : soit 5,000 par jour, chiffre assurément au-dessous de la vérité. On le reconnaîtra, avec cette fréquence, les plus petites causes produisent des effets d'une puissance inquiétante.

Les verres devraient être d'une propreté absolument parfaite, sans la moindre tache louche, obscurcissant leur cristal. Chaque malade devrait avoir son verre. Rien n'est plus dangereux que le contact successif des lèvres sur un même objet humide. Qui pourrait assurer que le prédécesseur n'a pas une plaque muqueuse au coin de la bouche ? Fissure légère qu'il peut ignorer lui-même. Voilà le danger du verre banal !

Ce verre à remplir d'eau de la Grande-Grille ne devrait présenter aucune rainure ; toutes les surfaces internes et externes en devraient être polies, à courbe bien accessible, même au fond, ce qui impliquerait une large ouverture. L'anse est inutile ; elle ne fait que créer des recoins où s'amassent les germes.

3.

*Quel moyen serait à employer pour nettoyer le verre?* — L'eau · de la vasque inférieure selon la pratique actuelle ?

Nous avons dit quelle était la richesse de cette eau en microbes de toute nature. Laver un verre dans cette eau de la vasque, et le replonger au centre de la source, c'est réaliser avec soin un ensemencement de microbes, souiller une eau très pure, avec une eau devenue dangereuse. Là, l'ensemencement, nous l'avons démontré, atteint des proportions innombrables ; une goutte de l'eau de la vasque renfermant plusieurs milliers de microbes.

MODIFICATION DE LA VASQUE. — Et cependant cette eau du trop-plein reste bien la seule, toujours apte à nettoyer le verre des buveurs. La modification à réclamer doit donc porter sur l'état de cette eau des vasques.

Ce second bassin, où tombe le surplus de la source, est construit en métal oxydable, en mauvais zinc, bien chargé de rouille blanche et de dépôts calcaires, inégal, bosselé, fissuré, véritable forêt microbienne. Nous avons montré que dans cette seconde coupe, l'eau refroidie, tranquille, était dans les meilleures conditions pour créer des colonies de microbes. L'analyse bactériologique confirme cette assertion.

Nous pensons donc que la vasque devrait être changée, établie en marbre dur, facile à nettoyer, contenant beaucoup d'eau à certains moments, et restant vide, sèche, en dehors des heures de distribution. L'asepsie absolue serait alors obtenue par la siccité. Le nettoyage, la polissure d'une surface parfaitement unie, avec une eau sortant immédiatement de la source, serait une nouvelle garantie contre les germes. Tout au moins, la situation actuelle, beaucoup trop favorable à la germination, disparaîtrait.

Que si nous voulons établir une antisepsie absolument idéale du verre, rien n'empêcherait les buveurs, à l'hôtel, de passer leur verre à l'eau bouillante. Le verre, contenu dans un étui métallique pourrait être plongé, contenant et contenu dans l'eau à 100°, et gardé aseptique jusqu'à la source. Cette précaution quotidienne serait un moyen parfait de boire l'eau de la Grande-Grille, sans germes et dans toute la conservation de sa puissance vitale.

Telles sont les modifications que nous croyons utile de réclamer, pour la protection de la source de la Grande-Grille. Elles

sont dictées par le désir de conserver à cette eau son intégrité microbienne, qualité ignorée jusqu'ici ; mais qui la rend, comme sa
composition chimique, précieuse dans la thérapeutique médicale.

CONCLUSIONS. — Nous formulerons nos conclusions en quelques
lignes : 1° Dégager la source des bâtiments qui l'étouffent ; —
protéger la surface de la fontaine contre les poussières provenant
de la rue et du sol de la galerie ; — établir des rideaux d'arbres et
d'arbustes, sur une terre toujours humide ; — faire pour la
Grande-Grille ce qui a été fait pour l'Hôpital.

2° Changer les vasques de zinc et les construire en marbre dur,
à surface polie, sans angles ni rugosités, faciles à nettoyer ; ne pas
conserver d'eau dans la vasque, en dehors du moment des distributions ; éviter ainsi la formation des germes dans cette partie de
la construction. L'eau ne doit y être gardée qu'au moment du ser-
vice des verres, et alors pour les nettoyer ;·

3° Modifier la gamelle ; la constituer à fond ouvert, en métal
solide, nikelé, à surface polie et sans recoins ;

4° Supprimer les râteliers de verres suspendus en plein air et
le verre banal. — Les verres doivent être transparents, absolument purs ; l'idéal serait de les conserver dans des étuis métalliques ; le tout passé à la chaleur de l'eau bouillante, avant d'arriver à la source.

## EAU DE LA GRANDE-GRILLE EN BOUTEILLES

EMBOUTEILLAGE. — L'eau de la Grande-Grille est amenée par
des conduites en fonte, à 50 mètres à peu près de son point de
sortie, pour être mise en bouteilles. Les tuyaux, placés dans des
couloirs souterrains, sont maintenus très chauds, à l'abri du refroi-
dissement, même en hiver, et l'eau, sortant d'un tube de caoutchouc, pour être insérée dans la bouteille, fume et jaillit avec force,
sous la pression des gaz rendus libres. La bouteille est pleine ; un
homme plonge, dans son intérieur, un mandrin de bois : manœuvre
qui a pour but de chasser quelques centimètres cubes d'eau, et de
former une chambre d'air pour enfoncer le bouchon avec la mécanique, sans briser la bouteille. Les trois hommes employés à cette
besogne remplissent par jour, en moyenne, 7,500 bouteilles ; ils

travaillent sans relâche toute l'année, et préparent ainsi près de deux millions de bouteilles de la Grande-Grille. Or, à Vichy, il m'a été impossible de trouver, en mars 1890, une seule bouteille au millésime 1889.

Desbrest écrivait en 1778 : « Quelques jours après que cette « eau a été puisée, le goût salin disparaît ; elle est alors insipide « et très peu lixivielle ; lorsqu'elle a été alors longtemps conservée, « dans des bouteilles, il ne lui reste plus qu'un goût douceâtre et « terreux. J'en ai conservé pendant trois ans dans des bouteilles « de verre : cette eau, outre la fadeur et le goût terreux, dont je « viens de parler, avait encore un goût de moisi. »

Desbrest n'était pas tendre à l'eau de Vichy : malgré lui, il ne pouvait oublier Châteldon, où il était propriétaire de sources « bien supérieures à toutes les autres. » Les années se sont écoulées : Châteldon vit encore, mais Vichy, la Grande-Grille surtout, les eaux chaudes ont éclipsé toutes les sources rivales. Si Desbrest n'a pas trouvé l'eau de la Grande-Grille savoureuse, si elle sentait le moisi, après trois ans, c'est que sa bouteille n'était pas aseptique quand elle a été remplie d'eau de la Grande-Grille.

Sans le vouloir, dès 1778, Desbrest soulève pourtant une question de premier ordre, celle que nous trouvons aujourd'hui à l'étude dans les deux mondes, en Allemagne, en Amérique ; nous voulons parler de la *pureté microbienne des Eaux minérales en bouteilles,*

Cette double étude des eaux minérales ou artificielles, gazeuses, au point de vue bactériologique, au point de vue de l'influence du mode de remplissage, sur la présence des germes, se rapporte de trop près à l'état actuel des eaux minérales de Vichy exportées, pour que nous ne nous en soyons pas immédiatement occupé. Deux mémoires remarquables ont tout spécialement traité cette question : l'un (1) du docteur Reinl dans le *Wiener medizinische Wochensfchrift* (nᵒˢ 22 et 23) ; il remonte déjà au mois de juin 1888 ; l'autre (2), américain, daté de 1889, est signé par le docteur

---

(1) Die gebrauchlichsten Kohlen saureartigen Luxus und Mineralvasser vor bactériologischem Standpuncte ausbetrachtet von Reinl, Arzt in Franzensbad.

(2) Bactériological examination of nineteen american mineral Waters in the bottled State. Read at the meeting of American association. Juin 1889. By G. Minges. M. D. Dubuque (Iowa). The Journal of. Am. Med. Assoc. Chicago 1889 nov.

Minges de Dubuque (Iorva), et nous donne l'examen bactériologique de 19 variétés d'eaux minérales contenues dans 144 bouteilles.

Avant d'arriver aux résultats fournis par l'examen de l'eau de la Grande-Grille en bouteilles, nous analyserons ces deux mémoires qui éclaireront très suffisamment la question pour prévoir la solution particulière à notre eau de Vichy.

Reinl a fait ses recherches sur les eaux minérales de Franzensbad, sources de 11 à 12°, alcalines, sulfatées, sodiques, contenant du fer et beaucoup de $CO^2$. Cette station ne compte pas moins de 8 griffons. L'auteur, un des 23 médecins de Franzensbad, a fait ces travaux dans le laboratoire du professeur Soyka, de Prague.

Tout d'abord, comme nous-même à Vichy, Reinl n'a pas pu confirmer les idées de Léone sur l'action antimicrobienne de $CO^2$. Toutes les bouteilles examinées par lui contenaient des germes, malgré la présence de l'acide carbonique en quantité. Nous réunissons dans le tableau suivant, emprunté à son mémoire, les résultats de ses analyses. Les sources Kronprinzessin-Stephanie 2, Otto-Konig 3, Stephanie 4, Apollinaris, ont donné par centimètre cube les chiffres ci-joints de germes :

## Eau minérale de Krondorfer

### SOURCE KRONPRINZESSIN-STÉPHANIE

| N° des Recherches | Nombre des Examens | Nombre de Colonies par cent. cube |
|---|---|---|
| 1 | 4 | 1.444 |
| 2 | 4 | 312 |
| 3 | 3 | 2.400 |
| 4 | 6 | 1.600 |
| 5 | 3 | 3.240 |
| 6 | 4 | 1.010 |
| 7 | 3 | 1.290 |
| 8 | 3 | 10.640 |
| 9 | 3 | 560 |
| 10 | 3 | 244 |
| 11 | 3 | 7.560 |
| 12 | 5 | 22 |

## Eau minérale de Franzensbade

### SOURCE STÉPHANIE

| N° des Recherches | Nombre des Examens | Nombre de Colonies par cent. cube |
|---|---|---|
| 1 | 6 | 181 |
| 2 | 4 | 590 |
| 3 | 4 | 72 |
| 4 | 7 | 42 |
| 5 | 8 | 119 |
| 6 | 9 | 75 |
| 7 | 4 | 262 |
| 8 | 3 | 240 |
| 9 | 5 | 26 |
| 10 | 5 | 80 |
| 11 | 7 | 69 |
| 12 | 6 | 85 |

| GIESSHUBLER — SOURCE OTTO-KONIG | | | SOURCE APOLLINARIS | | |
|---|---|---|---|---|---|
| Nᵒ des Recherches | Nombre des Examens | Nombre de Colonies par cent. cube | Nᵒ des Recherches | Nombre des Examens | Nombre de Colonies par cent. cube |
| 1 | 4 | 1.018 | 1 | 8 | 54 |
| 2 | 3 | 598 | 2 | 8 | 16 |
| 3 | 3 | 1.335 | 3 | 8 | 612 |
| 4 | 4 | 3.135 | 4 | 8 | 19 |
| 5 | 3 | 1.032 | 5 | 8 | 8 |
| 6 | 4 | 4.200 | 6 | 8 | 171 |
| 7 | 3 | 810 | 7 | 8 | 34 |
| 8 | 3 | 2.500 | 8 | 8 | 15 |
| 9 | 3 | 1.980 | 9 | 8 | 1.140 |
| 10 | 3 | 1.260 | 10 | 8 | 107 |
| 11 | 3 · | 1.440 | 11 | 8 | 22 |
| 12 | 4 | 134 | 12 | 6 | 378 |

« Ces résultats, dit l'auteur, sont bien faits pour démontrer l'impureté microbienne d'eaux minérales, jouissant cependant d'une certaine réputation médicale ».

La moyenne, par centimètre cube, pour la source Krondorfer est de  2.526
—        —        —  Otto-Konig . . . . . .  1.620
—        —        —  Franzensbad . . . . .   152
—        —        —  Apollinaris . . . . . .   214

Telles sont, ajoute-t-il, « les eaux acceptées par les malades, les convalescents et le public de bonne foi comme eaux minérales pures ». Reinl ne craint même pas d'écrire la note suivante :
« Les malades de l'estomac sont dirigés souvent, et avec raison,
« sur les eaux de Carlsbade, sources qui, déjà par leur température
« élevée, sont exemptes de tout germe (30 à 70º); mais si, avec
« cette eau en bouteilles, le malade dyspeptique ingère une
« grande quantité de germes, de microbes, il perd ou diminue la
« puissance désinfectante de cette eau précieuse. Ce breuvage,
« complètement modifié, n'est plus un moyen de guérison. La
« prétention d'une cure de Carlsbade, *dans sa maison,* est une
« illusion ».

Le médecin allemand dépasse peut-être la juste limite de l'appréciation des eaux de Carlsbade, bues hors de la station, car il n'est pas démontré que, même mélangés avec des microbes, les bicarbonates, le chlorure de sodium et le sulfate de soude ne conservent pas partie de leur puissance thérapeutique. Mais Reinl a raison quand il montre le danger d'ingestion d'eaux aussi impures. Le traitement des maladies de l'estomac réclame des liquides d'une pureté absolue, et l'eau de Carlsbade en bouteille transgresse de beaucoup les limites posées pour la tolérance de quelques germes (150 par centimètre cube), limites que nous considérons même comme déjà trop larges.

Pour Reinl (et il l'a constaté par des expériences comparatives, en prenant des bouteilles, les unes chauffées à 70° pour l'embouteillage et d'autres froides), les germes viennent, sans aucun doute, des manœuvres de remplissage et de l'impureté des verres. L'eau d'une source à 70° ne contient pas plus de 2 à 8 microbes quand elle est conservée, après avoir passé la bouteille à l'eau chaude et en la nettoyant. Si, au contraire, le verre est rempli sans précautions, l'eau acquiert bien vite, en quelques heures, de 700 à 2,800 germes. Notre auteur fait remarquer tout ce qu'il y a d'anormal à mettre en vente *une eau rendue aussi impure, aussi riche en germes et, par conséquent, aussi dangereuse.*

Est-il nécessaire d'ajouter une seule ligne aux observations du médecin de Franzensbade? Nous ne le pensons pas, et la comparaison s'établira fatalement quand nous aurons donné les résultats de la numération des microbes pour l'eau de la Grande-Grille en bouteilles.

MÉMOIRE DU Dr MINGES. — Passons au travail du médecin américain : Le mémoire du Dr Minges est encore plus précis et roule sur l'examen bactériologique de 19 variétés d'eaux minérales contenues en 144 bouteilles. En voici la liste :

**Salines naturelles et gazeuses...**
{
  Congres.
  Empire.
  Excelsior.
  Peyser.
  Hatham.
  Saratoga.
}

|                          |                           |
| ------------------------ | ------------------------- |
| **Eaux de table gazeuses** | Bethesda. |
|                          | Silurian. |
|                          | Arcadian. |
|                          | Henck. |
|                          | With Rock |
|                          | Wankeska. |
| **Sulfureuses** | Bluck Lick. |
| **Eau d'alun** | Virginia Buffalo Lithia. |
|                          | Rock Budge. |
| **Ferrugineuses** | Colombian Saratoga. |
| **Salines non gazeuses** | Coffax-Iowa. |

Minges, en présence de la grande quantité de germes qu'il a trouvés en Amérique, dans les eaux minérales, a cru pouvoir élever la limite du nombre normal des germes à 250 par centimètre cube. De sorte que l'eau minérale en bouteilles serait admise à contenir 5 fois plus de germes que l'eau minérale à la source. Mais 250 : c'est par bouteille 250,000 germes, et si vous reconnaissez que 50 soit déjà un maximum à peine admissible pour l'eau à la source, pourquoi en bouteilles accepter 250,000 ?

L'estomac n'a pas à s'occuper d'où vient l'eau qu'il reçoit; si 50 germes nous semblent à surveiller; 250,000 nous paraissent dangereux.

Nous pensons donc que ce chiffre *limite* doit être établi sur des bases statistiques plus nombreuses, quand l'usage aura fait réformer les méthodes d'embouteillage qui jusqu'ici n'ont jamais cherché la pureté microbienne de l'eau. Du reste, ces nombres ne représentent qu'un coefficient plus ou moins élevé de pureté; car pour les germes pathogènes, la quantité ne compte pas, c'est la qualité du microbe qui fait le danger.

Minges s'est occupé aussi de l'influence de $CO^2$; il pencherait pour une action toute germicide; mais les tableaux de ses recherches à ce sujet ne sont pas d'une clarté démonstrative évidente. Cependant, nous avons copié le tableau suivant, très intéressant quant à la numération des germes dans certaines eaux d'Amérique :

| NOMS | Nombre de Centimètres Cubes de $CO^2$ par gallon (4 litres 545) | Nombre de Microbes par centimètre cube |
|------|------|------|
| Arcadian | artificielle | 52 |
| Bethesda | » | 85 |
| Congres | 392.289 | 93 |
| Salutaris | artificielle | 59 |
| Seyser | » | 85 |
| Silurian | 45.402 | 100 |
| Buffalo Lithia | artificielle | 100 |
| Doch-Budge | » | 863 |
| Hathan | » | 68.290 |
| Empire | 375.745 | 1.407 |
| Withe Rock | 344.669 | 2.218 |
| Excelsior | artificielle | 8.417 |
| Maniton | 250 | 886 |
| Colfax | » | 17.103 |
| Henck | artificielle | 25.000 |
| Bluc Lick | » | 1.922 |
| Columbian | 27.206 | 2 973 |
| Bethesda | non gazeuse | 3.565 |
| Castolian | » | 40.189 |
| Craborchard | » | 15.000 |

Les considérations dans lesquelles entre l'auteur américain nous sont déjà connues en partie, soit par le mémoire de Reinl, soit par les remarques de Tiemann et Gartner (1) dans leur ouvrage sur l'Analyse des Eaux. A la fin de ce travail, nous trouvons un deuxième tableau qui résume les recherches de Minges sur les 19 variétés d'eaux minérales d'Amérique.

CONTENANCE EN MICROBES DES EAUX MINÉRALES D'AMÉRIQUE. — Voici la moyenne de toutes ces recherches qui n'ont pas porté sur moins de 12 séries pour chaque eau et sur 144 bouteilles. Nous avons pris les chiffres minima et maxima de germes pour chaque espèce minérale :

|  |  |  |
|---|---|---|
| Eau de Campen | 2 à 460 | par centim. cube. |
| — Hathan | 2 à 409.600 | — |
| — Seyser | 10 à 395 | — |
| — d'Arcadian | 2 à 334 | par centim. cube. |
| — Henck | 8 à 45.000 | — |

(1) Kubel-Tiemann, Gartner. *Recherches sur les Eaux.* Braunschweig, 1889.

| | | | |
|---|---|---|---|
| Eau d'Empire......... | 6 à | 9.689 | par centim. cube. |
| — Excelsior....... | 15 à | 50.660 | — |
| — Bethesda....... | 4 à | 373 | — |
| — Silurian........ | 5 à | 507 | — |
| — Salutaris........ | 4 à | 267 | — |
| — Withle Rock.... | 15 à | 10.678 | — |
| — Maniton........ | 7 à | 3.714 | — |
| — Bluc Lick....... | 488 à | 4.088 | — |
| — Colfax.......... | 142 à | 100.000 | — |
| — Buffalo Lithia... | 20 à | 142 | — |
| — Columbian...... | 441 à | 9.225 | — |
| — Cartolian....... | 8.136 à | 76.275 | — |
| — Craborchard.... | 100.000 à | 250.000 | — |
| — Bethesda....... | 2.237 à | 8.644 | — |

Ce long travail, qui a demandé une grande patience pour toutes ces numérations de colonies germant dans la gélatine, se termine en nous faisant connaître aussi les différentes variétés de microbes renfermés dans les bouteilles. Minges a trouvé des bacilles aux dimensions de :

$$1^{mm}65 \text{ à } 3^{mm}25 \text{ de large. }$$
$$0^{mm}83 \text{ à } 1^{mm}25 \quad —$$
$$3^{mm}35 \text{ à } 3^{mm}75 \quad —$$

Des Sarcines, Sarcinia lutea et aurantiaca.
Bacillus subtilis.
Diplococcus.
Bacilles courbes à extrémités renflées.
Cocci en zooglées.
Gros bacilles.
Larges cocci ovoïdes.
Bacilles à longs filaments.

Les caractères de la colonie sont la couleur blanche, l'opacité, la liquéfaction de la gélatine, l'opalescence. Il est assez difficile de se reconnaître dans ce dédale, car Minges n'a pu donner aucune figure pour éclairer le texte. Quoi qu'il en soit, et d'après les données précédentes, nous sommes porté à croire que les microbes des eaux examinées en Amérique ne diffèrent pas beaucoup des formes que nous avons trouvées pour les eaux de Vichy, soit dans l'Allier, soit dans la Grande-Grille. Minges s'élève, bien entendu, contre les manœuvres d'embouteillage et réclame des mesures particulières de propreté et de préservation.

Tel est l'état de la question dans les pays étrangers, et ces études ont déjà deux ans de date. Nul en France ne les a encore entreprises, ni signalées pour les eaux minérales.

A Vichy, les premières notes sur les microbes n'avaient fait que contrôler leur présence dans l'eau. La théorie des alcaloïdes se-crétés par les germes, et fournissant à chaque eau sa vertu spéci-fique, fut alors émise sans preuve à l'appui. Aujourd'hui, nul ne songe plus à cette hypothèse ; au contraire, tous les médecins qui ont étudié les eaux minérales bactériologiquement sont una-nimes à considérer les microbes comme une complication sinon dangereuse, au moins toujours inutile. La meilleure eau minérale est celle qui contient le moins de germes. Si un maximum de tolé-rance paraît devoir s'établir dans les deux Mondes, pour les sources et pour les bouteilles, il n'est pas encore fixé sur des bases établies par l'expérience.

COEFFICIENTS DE TOLÉRANCE DES MICROBES. — Cinquante microbes pour les sources et 250 pour les bouteilles par centimètre cube ; voilà ce que tolèrent Reinl et Minges. Nous n'acceptons pas ces chiffres arbitraires, concessions inutiles faites à des imperfections de captage, de protection ou à des manœuvres entachées de négli-gence et de malpropreté.

*L'eau de source, quand elle sort des profondeurs de la terre, est un liquide exempt de microbes :* cet aphorisme de Pasteur, qu'on ne saurait trop répéter, doit nous servir de règle, en France, pour le maintien des eaux à l'état de pureté absolue dans les réservoirs, dans les fontaines et dans les bouteilles. Il est cependant un nom-bre de germes que les expériences les mieux conduites rencontrent dans les sources les plus pures ; mais dans des essais rigoureu-sement surveillés, la pureté d'une source se révèle toujours. Nous ne croyons pas qu'un chiffre de 10 germes par centimètre cube puisse être dépassé comme coefficient d'une eau minérale pure, bien protégée et bue sur place. Doublons ce chiffre pour les bou-teilles, et nous aurons les deux titres devant servir d'appréciation pour nos eaux minérales françaises. Les présenter, les conserver à cet état de pureté serait leur donner de suite un caractère de supé-riorité bien vite connu et apprécié dans tout l'univers.

MICROBES DES BOUTEILLES D'EAU DE LA GRANDE-GRILLE DE VICHY.
— Mais voyons tout d'abord les résultats de quelques recherches
faites sur l'eau de la Grande-Grille en bouteilles (1889). Nous devons
déclarer qu'au mois de mars 1890, nous avons demandé aux grandes
pharmacies de Paris, de Vichy, de Moulins, de Nevers, de Lyon,
des bouteilles de la Grande-Grille au millésime de 89, 88, 87, et plus
tard si possible ; nulle part, il ne nous a été permis de rencontrer
des bouteilles ne portant pas le millésime de 1890. Nous avons dû
nous en contenter pour nos expériences.

EXPÉRIENCE I. — Le 30 mai, à 2 heures, 6 tubes, remplis de
gélatine transparente, sont ensemencés par incorporation à douce
chaleur, de deux gouttes d'eau de la Grande-Grille : bouteilles au
millésime de 1890. Les tubes sont placés à une température de 23°.
Le 31 au soir, l'expérience a déjà fourni des résultats absolument
démonstratifs. Nous examinons les tubes à la lampe et par transparence avec une forte loupe.

Tube n° 1. — Les 4 centimètres de gélatine, en hauteur, sont
louches, et à la loupe on reconnaît que la substance est composée
d'une infinité de petits points blancs, granuleux, gros comme une
pointe d'épingle. Ce sont des colonies en formation.

En comparant cette gélatine ensemencée avec un tube témoin,
la différence est manifeste ; le tube témoin est clair, transparent,
homogène. L'autre est granuleux dans toute la masse.

Tube n° 2. — Même état ; parmi les colonies une trentaine ont
déjà pris un volume plus fort, celui d'un grain de millet blanc ; la
colonie porte une petite queue verticale au-dessous du point principal.

Tube n° 3. — La surface concave de la gélatine dans le tube est
criblée de petits points blancs. Toute la gélatine est louche et
composée à la loupe d'une infinité de colonies : 25 à 28 sont déjà
plus fortes et très nettes à l'œil nu.

Tube n° 4. — Abondance de petites vésicules fluidifiantes. Ces
vésicules nous sont bien connues, elles contiennent le petit bacille
décrit déjà dans nos précédentes expériences ; toute la gélatine est
louche, blanchâtre.

Tube n° 5. — Concavité de la gélatine, criblée de petites colonies ; j'en compte plus de 80. Liseré blanc bactérien entre le tube

et la gélatine. Points blancs innombrables creusant la gélatine et formant traînées.

*Tube n° 6.* — A été le moins pris ; la gélatine est encore transparente ; nous comptons cependant à la loupe une dizaine de colonies.

Le 1er, au matin, l'aspect des tubes a encore changé :

*Tube n° 1.* — Entrée en fusion de la partie supérieure ; la gélatine, à l'œil nu, est criblée de myriades de colonies.

*Tube n° 2.* — Même état que le n° 1.

*Tube n° 3.* — Pas de fluidification, mais toute la surface est criblée de colonies et toute la substance remplie de colonies déjà fortes.

*Tube n° 4.* — Colonies innombrables.

*Tube n° 5.* — Colonies formant des tourbillons qui marquent le trajet des gouttes d'ensemencement.

*Tube n° 6.* — Après avoir résisté, est pris comme les autres. Colonies en myriades sur la cupule. Gélatine louche et criblée à la loupe de petits points blancs.

Cette première expérience prouve l'abondance énorme des germes dans l'eau de la Grande-Grille en bouteille. Toutefois, nous n'acceptons cette expérience que dans son ensemble et comme démonstration pour ainsi dire qualitative ; *elle prouve que notre bouteille de la Grande-Grille contenait des microbes en grande quantité ;* mais nous avons craint que la gélatine ayant été portée au point de fusion, il n'y ait eu dans la masse une multiplication trop rapide des germes sur place, et que, la masse étant liquide, des mouvements se soient produits, qui aient réparti l'ensemencement dans toute l'épaisseur du tube, à plusieurs reprises.

Expérience II. — Le 31 mars, 4 tubes restés comme témoin et d'une transparence parfaite sont ensemencés avec une goutte d'une bouteille de 1890. L'incorporation à la gélatine se fait en ne laissant fondre qu'une très mince couronne de la partie supérieure de la gélatine et en la portant à peine à 35°. Le tube est immédiatement laissé au frais, à 15°, à 20°.

Le 3 avril, l'expérience est parfaite, les colonies sont bien limitées à la partie supérieure de la gélatine. Elles n'ont pas envahi, par fusion, toute la masse et la numération en est aisée. Tous les tubes présentent de la fluorescence sur les petites colonies blanches, rondes et fines ; coloration bleuâtre, pâle, très vive.

*Tube nº 1.* — Criblé de colonies de deux espèces différentes à l'œil nu ; les unes vésiculeuses, fluidifiantes, du volume de 1 à 1/2 millimètre. J'en compte plus de 40. Les autres blanches, opaques, beaucoup plus fines, sont répandues dans toute la couronne de gélatine, et leur nombre, dans un quart de la surface, dépasse 25. Il y a donc, au minimum, 140 colonies dans le tube.

*Tube nº 2.* — 13 germes, colonies vésiculeuses, 32 petites, blanches, solides.

*Tube nº 3.* — 5 grosses vésicules, 22 petites colonies blanches, solides.

*Tube nº 4.* — 12 grosses vésicules, 40 petites colonies, dures, épaisses.

Ainsi 4 gouttes d'eau d'une bouteille de la Grande-Grille ont fourni 284 colonies (140 + 65 + 27 + 52 = 284), ce qui donne par goutte 71 colonies et par centimètre cube : $71 \times 27 = 1,917$. C'est donc 1,917 colonies par gramme d'eau, au minimum.

*Par bouteille d'Eau de Vichy : 1,917,000 microbes.*

Nous pouvons même arriver à une approximation relative de la fréquence de deux espèces de germes. En effet, nous avons dans cette expérience :

Tube 1 .............. 40 vésicules
Tube 2 .............. 13    —
Tube 3 ..............  5    —
Tube 4 .............. 12    —

TOTAL ........ 70 vésicules ou bacilles fluidifiants dans 4 gouttes ; soit 17,5 par goutte. Pour 27 gouttes ou le gramme : 472 colonies formées par le bacille fluidifiant. Il en reste 1,445 pour les autres colonies non fluidifiantes. C'est la proportion de une colonie fluidifiante sur trois autres colonies.

Cette expérience nous semble beaucoup plus fixe et certaine que la précédente ; car la gélatine n'a pas fusé et, par conséquent, la multiplication des germes par les courants du liquide n'a pas augmenté la quantité des colonies. Nous avons alors pris, dans cette deuxième expérience, du liquide de la fluidification de gélatine ou des vésicules pour des préparations micrographiques. Les deux préparations, colorées au bleu de gentiane, nous ont donné exactement les microbes bacilles de la Grande-Grille pour la partie fluidifiée. Les vésicules contenaient aussi ce même bacille avec quelques filaments. C'est donc bien le microbe bacillaire que nous avons rencontré au griffon de la source.

Expérience III. — Le 3 avril, 6 tubes de gélatine sont ensemencés chacun à 2 gouttes d'eau de la Grande-Grille, prise dans une bouteille au millésime de 1890, venant de Lyon.

Le 7 avril, je constate à la lampe par transparence les résultats suivants :

*Tube n° 1.* — 26 colonies, petites, blanches, punctiformes, semées dans la gélatine, dans l'anneau de fusion d'ensemencement.

*Tube n° 2.* — 6 larges colonies fluidifiantes, blanchâtres, 41 petites colonies dans la zone de fusion, 80 sur la surface de la gélatine et la partie concave.

*Tube n° 3.* — 3 vésicules, à fusion, blanches ; 43 colonies à la surface concave ; 65 colonies dans l'anneau.

*Tube n° 4.* — 1re colonie creuse, fluide, demi-circulaire, 22 petites colonies, 50 colonies à la surface.

*Tube n° 5.* — 2 colonies fluidifiantes, dont une rose, 10 petites colonies profondes ; 27 dans la cupule.

*Tube n° 6.* — 43 petites colonies sans fusion.

Ainsi, dans cette expérience, nous avons eu 12 gouttes (elles sont toujours à 27 au gramme) fournissant : $26 + 6 + 41 + 80 + 3 + 48 + 65 + 1 + 22 + 50 + 2 + 10 + 27 + 43 = 424$ colonies.

Une goutte donne $\frac{424}{12}$ et un gramme $\frac{424 \times 27}{12} = 954$ germes.

Expérience IV. — Le 4 avril, six tubes de gélatine préparés aseptiquement sont ensemencés avec une goutte d'eau de la Grande-Grille prise dans une autre bouteille, venant de Lyon, et au millésime 1890. — Au 8 avril, l'examen démontre que le tube 1 contient 64 petites colonies blanches, sans fusion.

*Le tube 2.* — 3 colonies à fusion blanche, 37 petites colonies blanches.

*Le tube 3.* — Une colonie blanche, fluidifiante, cinq petites colonies transparentes, 45 colonies blanches dont plusieurs fluorescentes.

*Le tube 4.* — 2 colonies fluidifiantes ; 5 colonies en frai de grenouille, 42 petites colonies blanches.

*Le tube 5.* — 56 colonies blanches sans fluidification.

*Le tube 6.* — 80 colonies blanches, opalescentes en certains points près de la fluidification.

Total : 340 colonies.

Ainsi 6 gouttes ont donné 340 colonies, une goutte a donné $\frac{340}{6}$ et 27 gouttes ou un gramme $\frac{340 \times 27}{6} = 1530$.

CONCLUSION ET MOYENNE DES MICROBES. — La première expérience a donné par gramme...................... 1,917 germes

La deuxième................................. 954   —

La troisième................................. 1,530   —

TOTAL............ 4,401   —

dont la moyenne est 1,467.

*L'eau de la Grande-Grille en bouteilles, d'après ces expériences faites en mars 1890, sur des bouteilles au millésime, semblerait contenir 1,487 germes par centimètre cube.*

Si nous recherchons la quantité des colonies fluidifiantes, nous aurions d'après l'expérience II : 389, pour ces bacilles fluidifiants et 1,078 pour les autres colonies non fluidifiantes de la gélatine, colonies blanches, épaisses, lenticulaires.

En résumé, toutes ces expériences faites sur une eau ayant à peine 3 mois de bouteille, démontrent la justesse des remarques de Desbrest en 1778. Il en résulte aussi que, sans aucune réserve, toutes les observations de Reinl et de Minges à Franzensbade et en Amérique sont applicables aux eaux de Vichy, à la source de la Grande-Grille.

Peut-être même devons-nous accuser la présence de ces germes, d'une partie de l'impuissance des eaux en bouteilles. Car nous savons que si l'eau minérale prise au griffon est d'une puissance dangereuse, il n'en est plus ainsi quand elle est transportée et bue loin de la source. Elle perd sa température, une partie de ses gaz, son électricité, pour ne conserver que sa composition chimique en se contaminant de germes trop nombreux. Nous ne pouvons pas empêcher l'eau de se refroidir ; nous ne pouvons ni retenir le $CO^2$, ni l'électricité ; mais nous devons éloigner les germes et surveiller la mise en bouteilles.

Manœuvres d'Embouteillage. — Quelles sont donc les différentes manœuvres employées pour l'embouteillage ? L'eau est amenée de la source même par une conduite en fonte de 50 à 60 mètres, jusqu'au point de la mise en bouteilles.

Elle sort d'un robinet muni d'un tube en caoutchouc, lequel est introduit dans la bouteille. Les bouteilles en verre épais, de couleur vert noir, sont lavées et placées sur un porte-bouteilles avant d'être remplies.

Le remplissage au tube se fait avec l'eau fumante, riche de tous ses gaz, vivante pour ainsi dire. La bouteille reçoit alors un mandrin en bois pour chasser le trop-plein et ménager la chambre d'air du bouchon. Le bouchon humide, lavé, est placé à la mécanique.

Une capsule en étain, au millésime, recouvre l'extrémité du goulot et le bouche.

Tels sont les différents temps de l'opération à la suite de laquelle l'eau pure de la Grande-Grille contient des microbes en quantité beaucoup trop considérable, moins de trois mois après.

Quelles sont, dans ces parties de l'embouteillage, celles qui seraient modifiables pour éloigner cet ensemencement de l'eau minérale ?

Les conduites de tuyaux en fonte, étant incrustées à l'intérieur par des carbonates alcalins, ne constituent pas un terrain très favorable à la multiplication des microbes.

Mais, dès ce premier pas, nous devons dire que l'eau, dans la source, et du fait de la poussière ensemencée chaque jour sur le puits à découvert, contient, nous l'avons prouvé, 9 microbes par centimètre cube, par gramme, soit 9,000 par litre. Introduisons cette eau avec 9,000 germes par litre dans des conduites où elle reste stagnante 12 heures sur 24, à la température de 20 à 30°, et nous sommes forcé de reconnaître, par les expériences rapportées plus haut et relatives à ces conditions, que l'eau ensemencée à 9 germes par gramme contiendra après 12 heures une quantité beaucoup plus considérable de microbes. Nous avons dit, d'après Gartner, qu'une eau à 10° contenait 1,073 microbes ; après 6 heures elle en contenait 6,028. L'eau d'un puits à 22° contenait 5,400 microbes ; après 6 heures elle en contenait 11,800.

*L'indication, qui résulte de cet examen, serait donc de dimi-*

4.

*nuer la longueur de la conduite des tuyaux et, pour le remplis-
sage des bouteilles, de laisser écouler la première eau pendant le
temps nécessaire à la chasse du liquide séjournant la nuit.* Il
serait aisé de savoir le temps mis par l'eau à parcourir cette conduite. En le triplant, l'eau s'écoulant des tuyaux après ce temps,
arriverait pure de microbes. Il y a là une série d'expériences déli-
cates à instituer pour connaître la teneur en microbes des différentes couches d'eau dans les tuyaux, et aux minutes successives
de l'écoulement après le repos de la nuit.

Mais le mieux serait de ne plus avoir de conduites métalliques
ou de les réduire à une longueur insignifiante.

INTRODUCTION DE L'EAU. — L'eau arrive au robinet et au tube
d'embouteillage ; ce tube de caoutchouc, adapté au robinet introduit dans la bouteille, n'est jamais nettoyé ; l'ouvrier le saisit avec
des doigts qui sont loin de l'antisepsie. *Ce caoutchouc devrait, à
toutes les reprises du travail, être plongé dans l'eau bouillante.*
L'ouvrier pourrait s'abstenir d'y poser les doigts et l'introduire
avec une pince à longues branches, dans la bouteille. Mais la
grande coupable, dans toute cette contamination de microbes, c'est
la bouteille.

BOUTEILLE. — Elle est communément lavée à l'eau de fontaine, et
n'étant pas séchée à l'intérieur, reçoit toute une abondance de
germes par cette eau d'une pureté microbienne imparfaite. Reinl
et Minges réclament d'une façon énergique, pour les sources
d'Allemagne et d'Amérique, *le passage des bouteilles à l'eau bouillante, à la vapeur.*

C'est une nécessité à laquelle les personnes chargées de l'embouteillage devront se soumettre désormais : car le défaut capital
est la malpropreté microbienne des bouteilles. Nous savons que
cette assertion est nouvelle et comme toute précaution exigeant une
petite fatigue, un travail surajouté, elle sera contredite, combattue,
niée, ridiculisée. Mais la vérité est là, immanente et impérative:
*La cause de l'impureté de l'eau en bouteilles est l'état microbien
du récipient. Cet état doit disparaître.*

PASSAGE A LA VAPEUR (110°). — Le moyen le plus simple, le

plus parfait pour y remédier, consisterait à faire passer les bouteilles par une température de 110°, dans une étuve où la vapeur d'eau s'élève à cette température: condition bien réalisée dans les étuves à désinfection, que toutes les villes, comme les Hôpitaux, devraient posséder. Cette température de 110° est suffisante pour tuer les microbes et les germes. La formule devient donc très simple : *Toute bouteille à remplir doit passer par l'étuve à vapeur de 110°, y séjourner 30 minutes et recevoir l'eau minérale le plus tôt possible après cette opération.*

Est-il besoin de dire que ce mandrin de bois de sapin, introduit dans la bouteille pour conserver la chambre à air du bouchon, pourrait être remplacé par le tube de caoutchouc du remplissage, lequel, d'un certain calibre et d'une certaine longueur, passé souvent à l'eau bouillante, supprimerait fort bien ce mandrin ; que si le mandrin est nécessaire, il sera de bois dur et plongé en permanence dans une marmite d'eau bouillante d'eau de Vichy et deviendra ainsi parfaitement aseptique.

Bouchon. — Reste la question du bouchon. Assurément le liège, même lavé à l'eau de Vichy, comporte de nombreux microbes qui sont mécaniquement insérés avec lui dans la bouteille.

Les bouchons doivent être, au fur et à mesure des besoins, placés dans un réservoir d'eau de Vichy maintenue en ébullition. Saisis par l'ouvrier, muni de doigts en caoutchouc, ils seraient enfoncés à la mécanique comme aujourd'hui.

L'eau mise en bouteille doit être conservée dans des magasins aussi froids que possible ; c'est le meilleur moyen d'arrêter la pullulation des germes.

De cette façon, grâce aux détails bien exacts de cette nouvelle manœuvre d'embouteillage, nous affirmons que l'eau de la Grande-Grille, après trois mois de bouteilles, ne contiendra plus une quantité de germes assez considérable pour ne pouvoir être comptés que difficilement par l'ensemencement, sans dilution : quantité innombrable en un mot.

Conclusions. — Nous savons que nos expériences et nos examens bactériologiques soulèveront peut-être des objections. Nous les avons prévues ; ce que nous écrivons est absolument vrai ;

nos chiffres sont au-dessous de la vérité. Il est incontestable que l'eau de la Grande-Grille, eau de source venant des profondeurs de la terre, est naturellement pure et privée de tout germe. Il est incontestable que la source reçoit des microbes par la poussière soulevée dans la galerie où la fontaine est placée ; que dans cette eau, ensemencée déjà, les germes augmentent dans les conduites ; que les manœuvres d'embouteillage et l'état non microbien des bouteilles, du bouchon, apportent encore des germes dans cette eau primitivement pure.

Il est incontestable d'autre part que l'eau minérale agit par toutes ses qualités pour guérir les maladies justiciables de son usage.

La pureté microbienne est considérée actuellement comme une des plus précieuses conditions d'une eau minérale destinée à guérir les maladies du tube digestif. Il importe que cette eau de la Grande-Grille, dont la renommée est universelle, recouvre sa pureté aseptique originelle, perdue dans les manœuvres d'embouteillage.

En Allemagne et en Amérique, l'attention est attirée sur l'état microbien des eaux de toute nature, mais surtout sur la pureté des eaux minérales et de source. Des ouvrages classiques publient la teneur en germes des eaux de rivière, de puits, de fontaines.

Vichy, dont les thermes brillent au premier rang dans l'univers, ne doit plus émettre d'eau ensemencée de germes. Les mesures à prendre pour atteindre ce but sont faciles, et nous sommes persuadé qu'il suffira de les avoir énoncées pour les voir mettre en pratique. Ainsi sera conservée l'antique et solide réputation de nos sources. C'était le but de nos expériences et de ce mémoire.

# LÉGENDE. — PLANCHE I.

## Cocci de la Grande-Grille.

1. — COCCUS, capsulé, très abondant dans la Grande-Grille et très fréquent dans toutes les Eaux de Vichy, même dans l'Allier. — Ce coccus est probablement aussi celui qu'ont figuré Fraenkel et Pfeiffer dans leur *Atlas sur les Bactériologies* (planche I, fig. 1), sous le nom de coccus de l'eau. Il donne une colonie blanche, solide, lenticulaire.

2. — DIPLOCOQUE. — L'objectif à immersion les résout facilement en cocci ; mais souvent le bacille est bien définitivement formé, et le passage du coccus au bacille ne peut faire aucun doute.

3. — DIPLOCOCCUS, affectant la disposition tétraédrique ; deux éléments opposés à deux autres formant une petite colonie ; mais la série ne se continue pas pour former les réunions cubiques des sarcines.

4. — GROUPES DE COCCI, de grosseurs variées, prenant la disposition en chaînettes, si spéciale aux streptococci.

5. — SARCINES, en séries cubiques. Celles de la figure 4 sont un peu plus volumineuses.

6. — COCCI, très volumineux, voisins du staphylococcus, provenant de la culture du tube 4, petite colonie blanche, opaque, lenticulaire, rayonnée.

7. — COCCUS très fin, le plus petit rencontré dans l'Eau de la Grande-Grille, non capsulé, non fluidifiant.

8. — COCCUS volumineux, provenant d'une colonie crémeuse lenticulaire, non fluidifiante. (Tube 2, la plus grosse lentille blanche).

9. — DESSIN D'UNE PRÉPARATION, montrant les microbes d'un flacon d'Eau de Seltz fabriqué à Vichy. — Cocci de grosseurs variables. — Chaînettes de streptococci. — Quelques filaments.

10. — PRÉPARATION montrant les microbes de l'Eau de la vasque inférieure, de la source de la Grande-Grille, en mars. — Cocci, diplococci, sarcines. — Certains cristaux de carbonate de chaux portent, au centre, un cocci : cette cristallisation, autour d'un coccus, se rencontre aussi dans l'Eau de Seltz. (Voir page 14).

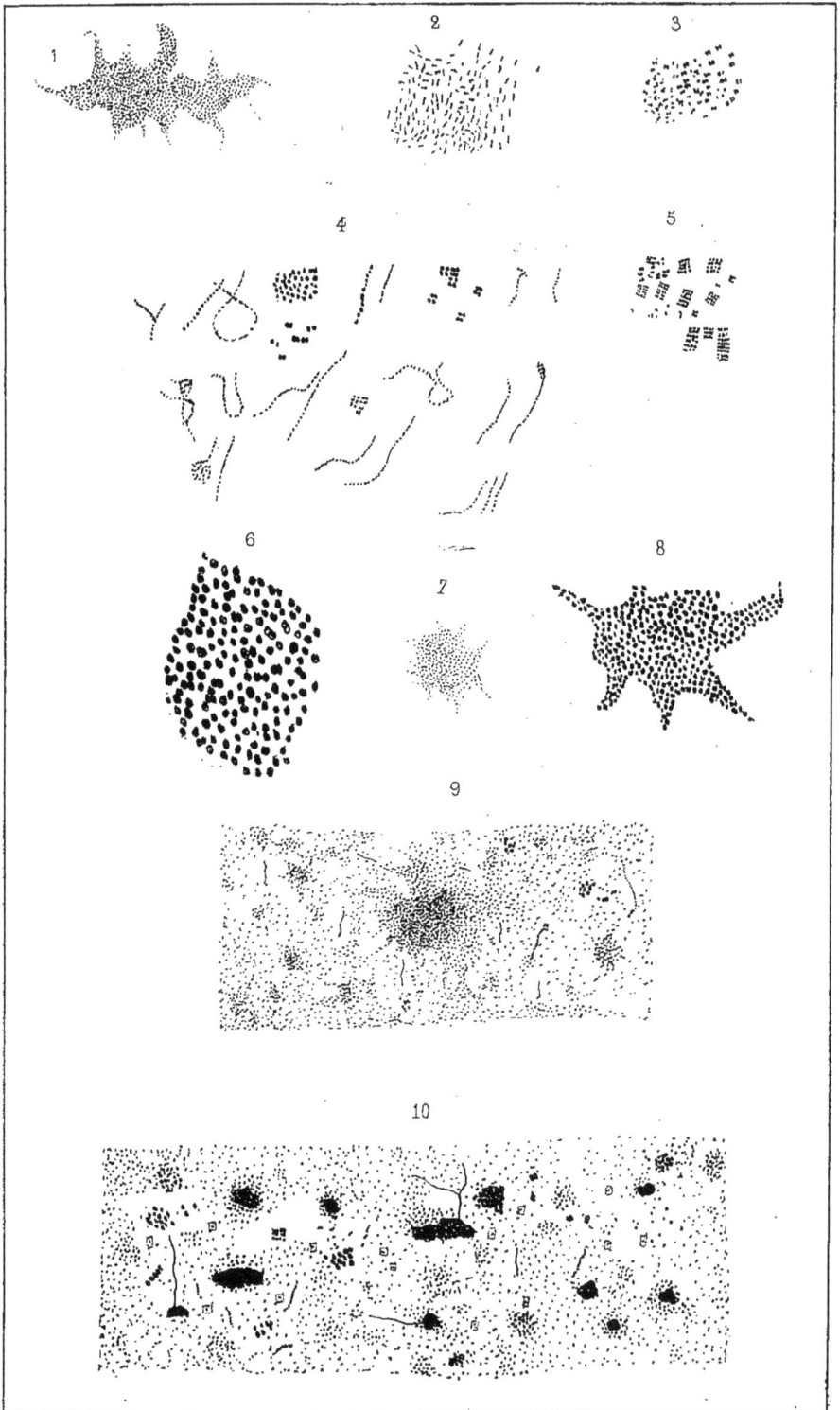

Planche I.

Vichy. G^de Grille. _ Cocci.

# LÉGENDE. — PLANCHE II.

## Bacilles de la Grande-Grille.

1. — BACILLES courts, mais bien formés, mélangés de cocci.

2. — BACILLES à forme longue. — COCCI. — DIPLOCOCCI.

3. — COCCI. — DIPLOCOCCI. — BACILLES à peine distincts des diplocoques.

4. — FORMES TRÈS ALLONGÉES, FILAMENTEUSES, EN CHAINETTES ; mais on retrouve toujours, dans le voisinage, des cocci, des diplococci et des bacilles courts. — Cettre préparation montre bien le mode de formation des filaments par l'union des cocci et des bacilles.

5-6. — FORMES ÉLÉMENTAIRES ET PREMIÈRES DES BACILLES. — C'est l'aspect le plus fréquent des bacilles dans l'eau de la Grande-Grille. C'est très probablement aussi le bacille que Fraenkel et Pfeiffer représentent dans leur Atlas (Planche IV, Figure 8), sous le nom de « court Bacille de l'Eau. »

7-8-9-10. — LONGS ÉLÉMENTS prenant la forme en **U** ou à angles et en filaments. Toujours mélangés des formes simples et élémentaires : cocci, diplococci et petits bacilles. — Fraenkel et Pfeiffer ont également photographié ces formes, et leur préparation contient toutes les graduations, depuis le petit bâtonnet diplocoque jusqu'aux grands filaments. (Planche V et figure 9 dudit Atlas).

11. — PENICILLUM. — Grosses branches garnies de spores, munies d'une enveloppe sur les filaments inclus. Mais les très fins filaments peuvent rester isolés. Ils se croisent en larges mailles et prennent un aspect tout différent des filaments ; alors leur diamètre ne dépasse pas beaucoup celui des filaments nés des bacilles. Les spores garnissent les fines et les grosses branches. Ce penicillum est né d'un ensemencement d'Eau de la Grande-Grille sur gélatine.

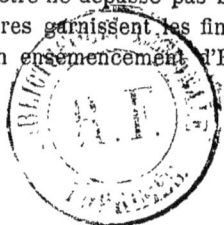

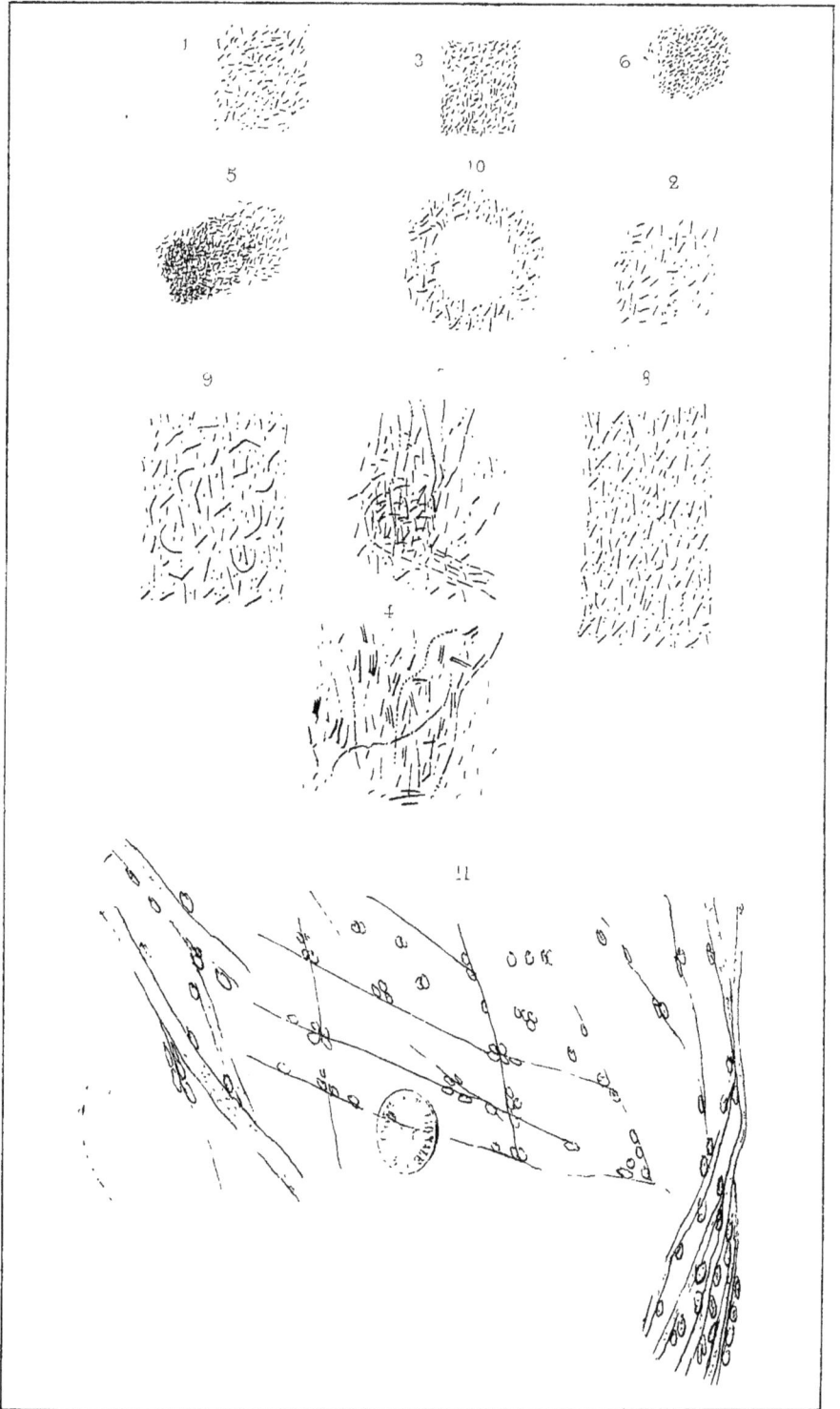

Vichy   G<sup>de</sup> Grille. _ Bacilles.

# LÉGENDE. — PLANCHE III.

## Crenothrix de la Grande-Grille.

Cette Planche représente les microbes rencontrés dans l'Eau de la vasque de la Grande-Grille, sur les concrétions jaunes, stalactiformes du bassin, *en novembre*. (Voir page 16).

1 et 1'. — FILAMENTS DE CRENOTHRIX implantés sur des concrétions de carbonates calcaires, ferrugineux, poussant comme des branches de corail, dichotomiques. — Ces filaments, près du point d'implantation, sont mélangés à des cocci de toutes grosseurs, à des diplococci et à des formes bacillaires, petites. C'est entre les branches les plus serrées, près du carbonate, que se retrouvent les amas de cocci ; — mais ce ne sont pas des colonies en zooglées.

2. — GROSSES SPORES, fortement colorées par le réactif. Elles paraissent différer des spores adhérentes aux branches de penicillum, rencontrées aussi dans la préparation. — Elles proviendraient d'une autre mucorinée.

4. — BRANCHES DE PENICILLUM, garnies de spores ovoïdes. — Une des branches présente la division terminale, fructifère, du penicillum.

5. — CRENOTHRIX ayant à la base, près du carbonate calcaire, des cocci de toutes variétés et des sarcines.

6-7-8. — FILAMENTS à disposition en spirale double ; sur quelques filaments, la constitution élémentaire de la branche est nettement visible. Les éléments isolés, très colorés, sont contenus dans une gaîne commune, non colorée, à peine distincte.

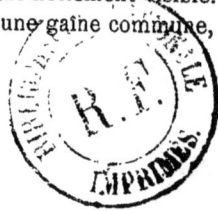

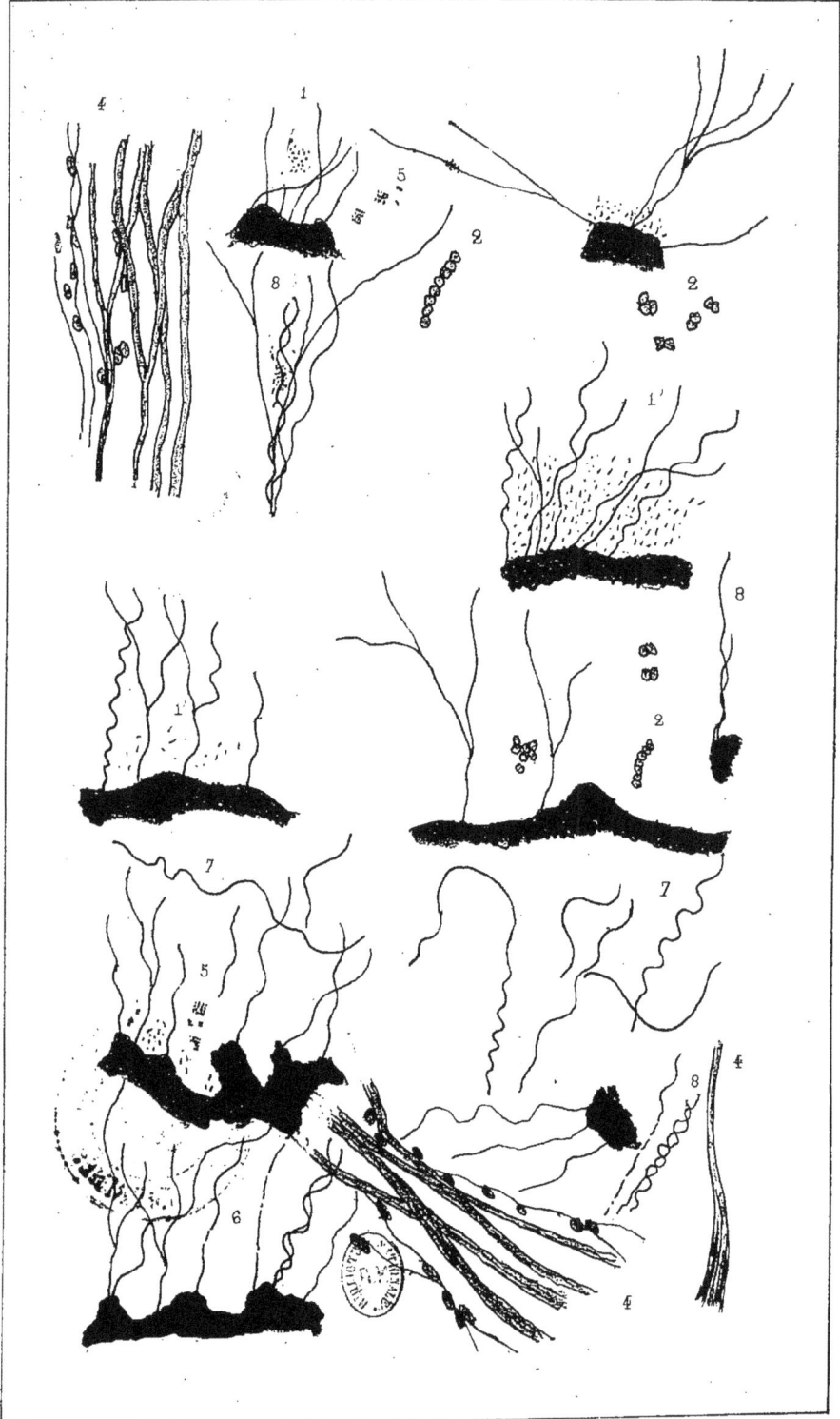

Vichy. G^{de} Grille. — Grenothrix. — Penicillum.

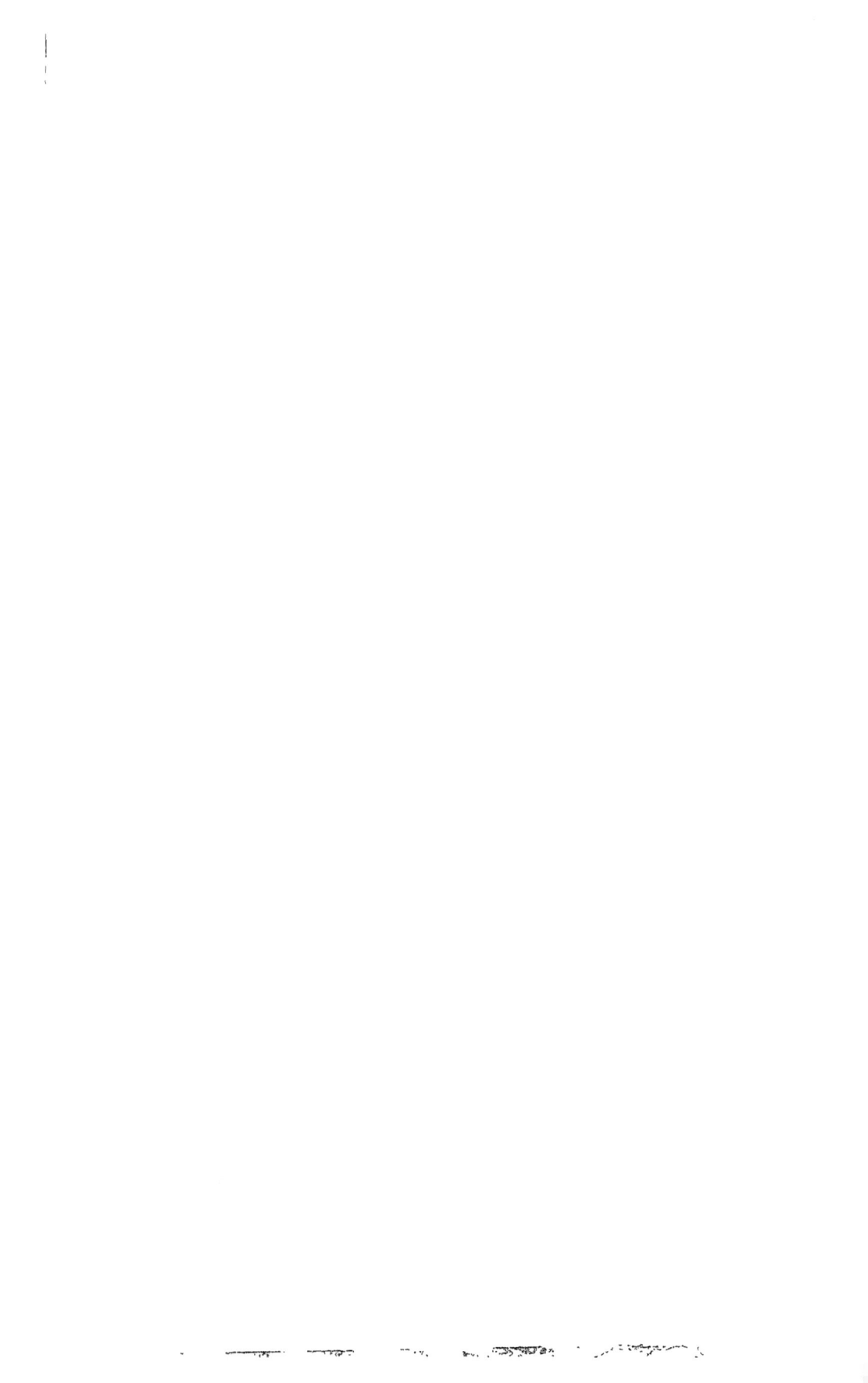

# LÉGENDE. — PLANCHE IV.

## Cultures sur Gélatine.

1. — CULTURE DU BACILLE FLUIDIFIANT DE LA GRANDE-GRILLE. — La fusion de la gélatine marche avec une grande rapidité ; elle peut affecter des formes diverses, suivant le mode d'inoculation. Exemple : les tubes 1' et 5. — Le microbe trouvé dans ce liquide blanchâtre est le bacille décrit, mélangé avec des cocci, des filaments et d'autres bacilles plus ou moins longs.

2. — COLONIES provenant d'ensemencement de la Grande-Grille. Petites lentilles blanches, crémeuses, donnant les coccus Nᵒˢ 1 et 2 (Planche I). — La grosse colonie était fluorescente : elle contenait un très fin microcoque.

3. — COLONIES de petit volume, blanches, épaisses, donnant des cocci de volume varié.

4. — COLONIE blanche, épaisse, rayonnée, dentelée, non fluidifiante, fournissant un coccus volumineux. (Planche I, Nᵒ 8). — Il est à remarquer que toutes les cultures sur gélatine donnent presque toujours des cocci, tandis que les bouillons présentent bien plus aisément de longues formes de bacilles et des filaments. Le milieu liquide est plus favorable à la rapide évolution des formes du microbe.

5. — COLONIE vésiculeuse, contenant un liquide louche, blanchâtre, disposé horizontalement dans la vésicule. — C'est le microbe bacille du tube Nᵒˢ 1 et 1'. Elle contient les formes figurées Pl. II, Nᵒˢ 1, 3, 6, 9, 7, 8, 4.

Nᵒ 1'. — CULTURE D'UNE GOUTTE D'EAU D'ALLIER. — Le fond de la gélatine est criblé de petites colonies punctiformes. — En haut, la cupule est garnie de colonies de toute nature : l'une fluidifiante, rongeant l'angle de la gélatine. Elle contient le bacille de la Grande-Grille (Tubes Nᵒˢ 1 et 5), ce bacille si commun dans toutes les Eaux, et que les Allemands appellent « Bacille de l'Eau ». — D'autres colonies solides, blanches, crémeuses, sont opalescentes ; deux d'entre elles étaient de couleur rosée, ce sont les plus élevées sur la gélatine. — La plus grosse colonie (au point inférieur) contenait un microcoque très volumineux, non opalescent, mais se rapprochant du staphylococcus.

2'. — CULTURE D'UNE DES COLONIES ROSÉES DU TUBE PRÉCÉDENT. — Elle a donné non plus la lentille rosée, mais une colonie de couleur gélatine très légèrement blanche, vernissée, mamelonée, ayant la forme, avec ces petites éminences terminales, d'une vésicule de cysticerque. — Ces colonies contiennent un petit coccus fluorescent.

3'. — CULTURE D'UNE GOUTTE D'EAU D'ALLIER. — Toute la partie supérieure de la gélatine est criblée de petites colonies, blanches, grosses comme une pointe d'épingle, innombrables après 3 jours d'ensemencement.

4'. — EAU D'ALLIER. — Colonies analogues à celles des tubes 2 et 3 (Grande-Grille). Elles ont donné des microcoques variés.

5'. — CULTURE D'UNE GOUTTE D'EAU DE SELTZ A VICHY (24 heures). — Vésicules pressées les unes contre les autres, fluidifiantes. Elles contenaient aussi le bacille long, des cocci et des streptococci. -- Tout le tube fut fluidifié en trois jours.

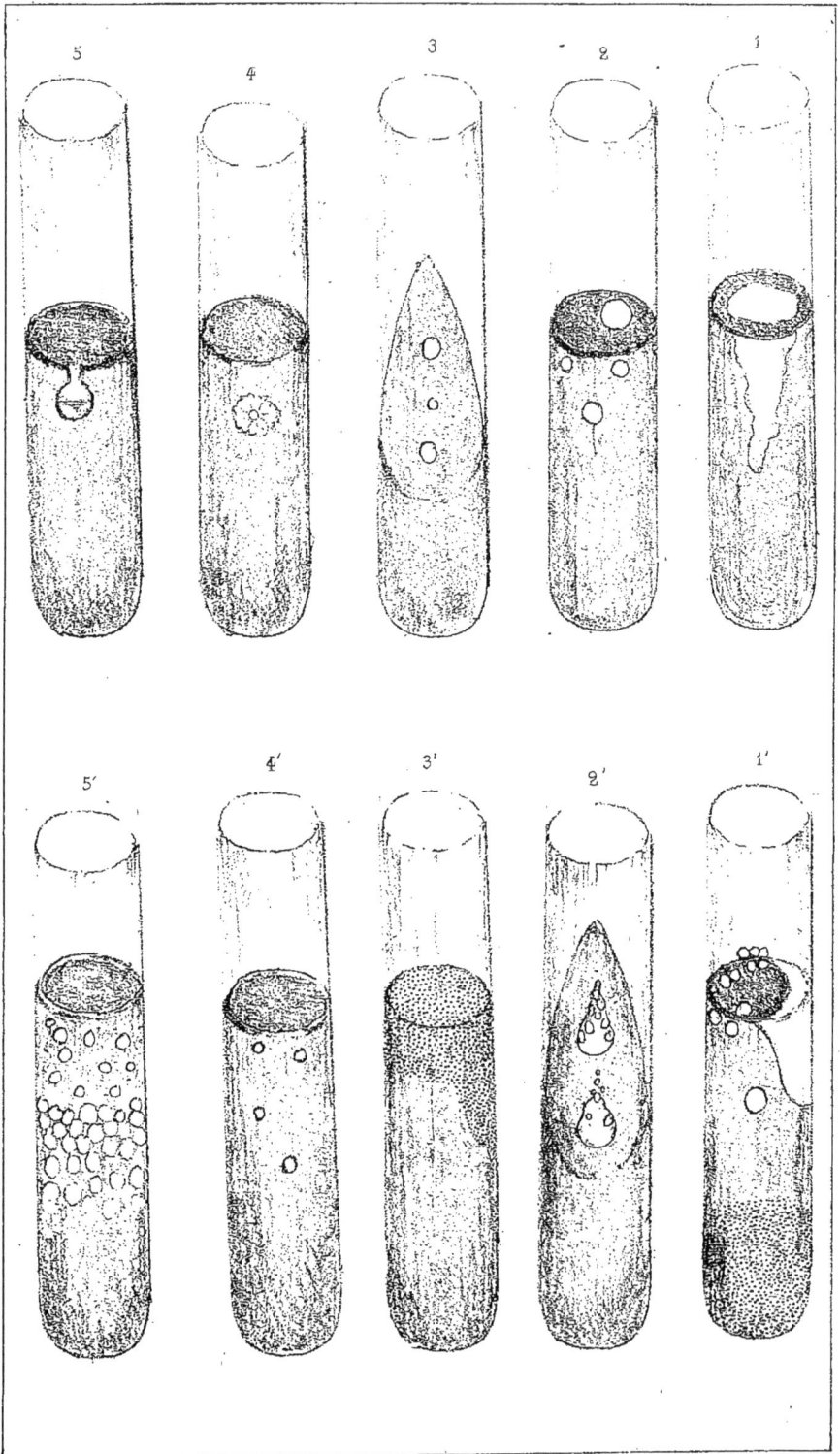

Planche IV.

Cultures.

www.ingramcontent.com/pod-product-compliance
Lightning Source LLC
Chambersburg PA
CBHW071253200326
41521CB00009B/1742